食物与健康科学解读大讲堂
——芝麻、山药篇

主　编　张炳文
副主编　郝征红

中国商业出版社

图书在版编目（CIP）数据

食物与健康科学解读大讲堂．芝麻、山药篇／张炳文主编．－－北京：中国商业出版社，2020.12

ISBN 978-7-5208-1502-4

Ⅰ．①食… Ⅱ．①张… Ⅲ．①食品营养－基本知识 Ⅳ．① R151.3

中国版本图书馆 CIP 数据核字（2020）第 259926 号

责任编辑：滕　耘

中国商业出版社出版发行

010-63180647　www.c-cbook.com

（100053 北京广安门内报国寺 1 号）

新华书店经销

北京中献拓方科技发展有限公司印刷

*

710 毫米 ×1000 毫米　16 开　15 印张　173 千字

2020 年 12 月第 1 版　2020 年 12 月第 1 次印刷

定价：45.00 元

****

（如有印装质量问题可更换）

《食物与健康科学解读大讲堂
——芝麻、山药篇》
编委会

主　编：张炳文

副主编：郝征红

编委（按姓氏首字母排序）：

郝征红　鲁佩杰　孟维国　任长博　邵家威

王明辉　张炳文　张桂香　张九勋　张学军

前　言

　　人们对食物的需求，最早是吃饱、吃好，随着生活水平的提高，人们便开始追求食物的营养和卫生。在这两个要求都得到满足后，就希望能有强身健体、预防疾病和延年益寿的食物出现。如果我们用第一功能代表食物的营养功能；用第二功能代表食物的食感功能，即食物的色、香、味、形、气等给予人们的视觉、味觉、嗅觉等感官所引起的效应；用第三功能代表食物对人体的生理效应，即增强体质、预防疾病、协助恢复健康、调节身体节律、延缓衰老等。那么，第一和第二功能是食物的基本属性，第三功能是食物的特殊属性。所谓食物的第三功能，主要是从传统六大营养素（碳水化合物、蛋白质、脂类、维生素、矿物质和水分）以外的功能性活性成分角度来评价食物资源的价值，功能性活性成分是一类特殊物质，含量甚少但功能突出。

　　许多传统食物中所含的一些具有生理活性功能的物质，对人体有预防疾病、增强体质或延缓衰老等生理功能。健康人食之无害，患者食之有益。我国许多传统药食两用资源最适合东方人的体质需要，如山药、芝麻、大枣、枸杞、薏苡仁、菊花、金银花、山楂、麦芽、桑葚等，从某种意义讲，它们不仅是人类食物营养科学进步的基础，也

食物与健康科学解读大讲堂
——芝麻、山药篇

是重要的文化遗产。

一方水土养一方人,几千年来中华文明的史实证明,许多传统食物资源不仅符合中国以农耕为主的食物生产结构特点和自然环境条件,而且经过数千年经验总结,形成了非常合理、科学和多彩的食学内容。有着悠久的历史、丰富的内涵,深深植根于中国人饮食生活中的许多传统食物资源,近年来却受到严峻的挑战,消费市场上,适合国人体质的许多优质传统食材不被消费者所关注,对其食用健康价值认识上存在误区,导致其市场引领性差、在国人心中定位不强、消费水平低、消费能力差,面临极大的市场挑战。

我国许多传统食物资源具有良好的风味性、营养性、健康性和安全性,当前急需对其蕴含的健康科学价值讲清楚,引导消费者产生正确的认识、认知,进而自觉地认可并选择。对传统食物进行科学、全面、系统的评价与解读,可以说是对人类宝贵遗产的保护和继承,同时对满足国人日益增长的生活需要,增强消费者的身体健康,促进产业调整也有着极其重要的意义。

"吃鱼的孩子更聪明""吃鱼的老人更长寿""吃鱼的女士更漂亮""吃鱼的男士更健壮"……乍一听,似乎觉得太夸张了,其实,这些说法是有科学依据的。鱼类中含有大量的DHA,而DHA是大脑发育不可缺少的,经常吃鱼的儿童智商高,孕妇多吃鱼对胎儿大脑发育有好处——这也就是本书编写之初衷,让读者在了解食物的健康价值方面,不仅要知其然,更要知其所以然。

我国原卫生部公布的《按照传统既是食品又是中药材物质目录》

（第一批）名单中就有芝麻与山药。我国是全球芝麻进口量最大的国家，也是全球芝麻消费量最大的国家。"中华民族是最会利用芝麻生产各种美味食品的民族，其产品品种之多之佳属全球之最"（中国粮油学会首席专家王瑞元先生言）；从明代流传至今的益寿食品——八珍糕，就是由山药、山楂、麦芽等8味中药研为细末，和以米粉制成的糕，用于治疗老人、小孩的脾胃虚弱、食少腹胀、便溏泄泻之症，效果显著，六味地黄丸、杞菊地黄丸、归脾汤、参苓白术散等传统中医滋补方剂中也都含有山药。许多最新的研究成果显示，芝麻蛋白肽、芝麻木酚素类成分、山药多糖、山药抗性淀粉、山药黏液蛋白等营养与功能活性组分对人体健康均有其独到的功能。作为许多地区的特色农产品，芝麻、山药被广泛推广种植，但是其消费的认可程度尚有待提高。本书围绕芝麻、山药的营养功能与人类健康的关系，从食物与健康科学证据共识的角度，参阅大量的国内外研究文献，对其进行了系统、全面的科学评价与解读。

本书的编著历时两年多，但所触及的是一全新的领域，关于食物资源许多功能价值新的研究资料尚在不断涌现，且由于编者水平有限，书中错漏与不妥之处在所难免，衷心欢迎广大读者批评指正。另外，由于参考的研究文献来源广泛，难以注明每一部分内容的出处，敬请相关作者谅解。

张炳文

2020年8月于济南大学舜耕校区

目 录

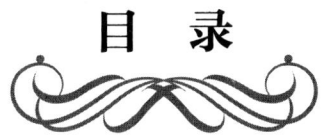

食物与健康的科学解读

一、"食物""健康"等术语概述 / 005

二、科学评价解读"食物与健康"关系的意义 / 009

三、解读"食物与健康"相关文件 / 012

四、中国传统既是食品又是中药材的食物资源 / 021

芝麻篇

一、芝麻的分类、品种、产地等概述 / 036

二、从食物与健康科学证据共识的角度解读芝麻食用健康功能 / 049

三、芝麻中的健康功效成分 / 063

四、芝麻食用价值的健康消费引领 / 089

五、与芝麻相关的诗词歌赋、民间谚语与典故 / 108

参考文献 / 118

山药篇

一、山药的分类、品种、产地等概述 / 127

二、从食物与健康科学证据共识的角度解读山药食用健康功能 / 145

三、山药中的健康功效成分 / 173

四、山药食用价值的消费引领 / 201

五、与山药相关的诗词歌赋、民间谚语与典故 / 212

参考文献 / 224

食物与健康的科学解读

SHIWU YU JIANKANG DE
KEXUE JIEDU

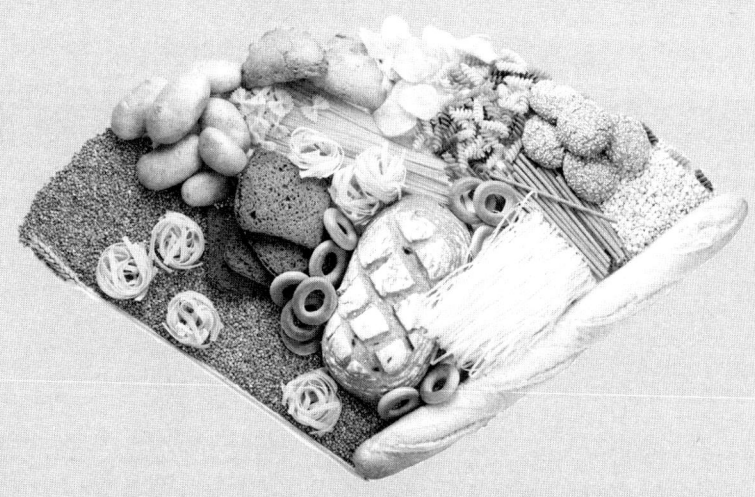

2018年发布的最新《全球营养报告》显示，全球有1/5的死亡与不良饮食习惯有关，包括成人肥胖、超重、糖尿病、贫血、儿童发育迟缓、儿童消瘦、儿童超重等问题。许多健康问题是从日常的饮食中"吃"出来的，也是忽略营养所带来的负效应。不健康的饮食已经成为影响全球疾病发病率和死亡率的首要危险因素，高风险的饮食摄入可能导致死亡和疾病，其危害性甚至胜于高血压、烟草、空气污染等。以全球因饮食摄入而死亡的人数来衡量，高钠摄入、低全谷物摄入、低水果摄入、低坚果和种子摄入、低蔬菜摄入是排名前五的致死因素。此外，目前全球有近25亿人口因膳食中铁、锌、维生素A等必需微量营养素摄入不足而饱受"隐性饥饿"困扰。

我国是世界第一的人口大国。截至2019年，我国60周岁及以上人口已达24949万人。衰老是随着年龄增加，机体各组织、器官缓慢出现、普遍发生的退行性变化过程。对人类而言，衰老具体表现为头发花白、皮肤皱褶、行动迟缓、相关激素分泌减少、记忆功能减退以及多脏器退行性变化等现象。老龄化已成为世界人口发展的必然趋势，抗衰老研究也成为世界级的研究热点与难点，许多研究表明，山药、芝麻等传统食材及其复方具有明显的抗氧化、提高免疫力等作用，可通过多种途径拮抗致衰老因素对机体的损伤，降低机体生理衰老而达到抗衰延年的目的。食物抗衰老具有超前的主观意识，提倡充分发挥主观能动性，未衰之时即采取有效干涉，预防早衰发生和延缓衰老进程，通过防治老年疾病、改善老年人健康状况，从而延缓衰老进程，实现"健康老龄化"。

食物与健康科学解读大讲堂
——芝麻、山药篇

"民以食为天",合理膳食是健康的基础。对食物的营养与安全认识的过程就是人类健康不断增强的过程,也是人类寿命逐渐延长的过程。联合国粮农组织与世界卫生组织通过的《世界营养宣言》指出,"获得营养适宜而且安全的食物是每一个人的权利,推行健康膳食和生活方式是改善居民健康状况的主要策略之一"。习近平总书记指出,"没有全民健康,就没有全面小康。"国家"十三五"规划纲要提出"推进健康中国建设",并实施"加强国民营养计划"。《中国食物与营养发展纲要(2014—2020年)》提出,"以现代营养理念引导食物合理消费,逐步形成以营养需求为导向的现代食物产业体系,促进生产、消费、营养、健康协调发展"的基本原则。

进入新时代,人民群众对美好生活的向往更加迫切,对食物营养提出了新的更高的要求。当前食物与营养发展还存在食物供给体系质量效率亟待提高、居民膳食结构不够合理、食品消费市场不尽规范等问题。面对日益严峻的饮食和营养问题,我国相继于2016年推出《"健康中国2030"规划纲要》,2017年推出《国民营养计划(2017—2030年)》,2019年推出《健康中国行动(2019—2030年)》,成立国民营养健康指导委员会、健康中国行动推进委员会,等等。这些举措背后的要求均是将营养融入健康政策,发展食物营养健康产业,健康中国,要求营养先行,食物为主。

一、"食物""健康"等术语概述

食物是指符合饮食要求、能满足人体的营养需要的可食性物质,可以是农产品、畜产品、水产品等食材,也可以是通过加工手段制作的加工产品。可食性含义主要包括以下三点:①必须无毒无害;②可供给人体必需的各种营养素;③具有良好的感官性状,满足人们的生理、心理需求,从而有助于营养素的充分吸收,真正发挥食品对人体的作用。在无毒无害、可供给人体必需的各种营养素、具有良好的感官性状三个方面基础上,相关研究建议再增加一个内容,即含有一些被人体摄入后,对人体有预防疾病、增强体质或延缓衰老等生理功能的生物活性物质。

健康是指人在身体、精神和社会等方面都处于良好的状态。健康包括两个方面的内容:一是主要脏器无疾病,身体形态发育良好,体形均匀,人体各系统具有良好的生理功能,有较强的身体活动能力和劳动能力,这是对健康最基本的要求;二是对疾病的抵抗能力较强,能够适应环境变化,各种生理刺激以及致病因素对身体的作用。

健康内容包括:躯体健康、心理健康、心灵健康、社会健康、智力健康、道德健康、环境健康等。健康是人生的第一财富,维护健康的四大基石是**平衡饮食**、适量运动、戒烟限酒、心理健康。

(一)食物的食用价值

我国人民在寻找食物的过程中发现了某些动植物具有保健营养和

医治疾病的功能，为美食佳肴的制作增添了很多具营养保健防病祛疾的食物资源，逐步形成了世界上独特的饮食智慧。

传统食疗就是在中医药理论指导下，研究食物的性能、食物与健康的关系，通过日常饮食的调理，达到强身健体、延年益寿、防治疾病的科学。建立在中医药和传统饮食理论的基础上，以指导饮食的选料、加工与食用为重要的形式和手段，是与我们的日常生活关系最为密切的健康生活方式。

中国传统食疗学基本上由以下五大学说组成：味、形、气、精、五脏相关学说，食饮有节、五味调和学说，食物性味归经学说，医疗食疗结合学说，饮食宜忌学说。

中华传统食疗根植于传统中医药理论、饮食文化和传统食品加工，具有寓医于食、简便易行、成本低廉等优势。从传统食疗的历史来看，其理论之完备，影响之深远，著述之丰富，传播之广泛，都显示出它科学与文化的双重身份，深入人民的生活中，成为维护健康的重要保障。中华传统食疗既富医学价值，又具休闲佳趣，贴近人们的日常生活，具有强大的生命力和亲和力。

（二）食物的营养价值

所谓食物的营养价值，主要是从经典营养科学的角度，即传统六大营养素（碳水化合物、蛋白质、脂类、维生素、矿物质和水分）的角度来评价食物的价值。

1. 食物营养价值的相对性

食物的营养价值是指食品中营养素能满足人体需要的程度。食物种类很多，营养素组成千差万别，除个别食品如母乳（婴儿食品）、宇航员特殊食品外，食品的营养价值都是相对的。

2. 食物营养密度与平衡膳食

食物的营养密度是指食物中以单位热量为基础所含重要营养素的浓度（包含维生素、矿物质和蛋白质三类）。乳、肉就其每焦耳所提供的营养素来说既多又好，故其营养密度较高；脂肪组织的营养密度则低，因其每焦耳所提供的上述营养素少。

平衡膳食是指膳食中所含营养素不仅种类齐全、数量充足，且配比适宜，既能满足机体生理需要，又可避免因膳食构成的营养素比例不当，甚至某种营养素缺乏或过剩所引起的营养失调。

3. 营养素的生物利用率

营养素的生物利用率是指各营养素实际被机体吸收利用的情况。机体对营养素的吸收利用，依赖于食品提供的营养素总量及可吸收程度，并与机体的机能状态有关。

影响营养素生物利用率的因素主要有以下几个方面：

（1）食物的消化率：不同来源的脂肪、碳水化合物和蛋白质的消化率是不同的。

（2）食物中营养素的存在形式：如动物性食品中的铁比植物性食品所含的铁的生物有效性高。

（3）食物中营养素与其他食物成分共存状态：如不同食物组分对

铁的吸收利用可有促进或抑制的作用，维生素 C 可以促进铁的吸收，而磷酸、草酸、植酸等可与铁结合，降低其溶解度，使铁的吸收率降低；蛋黄铁由于存在较高的卵黄高磷蛋白而抑制吸收，使铁的生物效价降低。例如，菠菜含草酸，会影响人体对钙的利用。

（4）食品加工对生物有效性有一定影响：食品加工中除去植酸盐或加维生素 C 均对铁的生物有效性有利。颗粒小或溶解度高的铁盐，其生物效价更高。

（5）人体生理机能状态对营养素的吸收利用影响：如缺铁性贫血患者或缺铁的受试者对食品中铁的吸收增加（正常成人膳食铁的吸收率为 1%~12%，缺铁受试者吸收率可达 45%~64%）；女性对铁元素吸收率高于男性，小孩随着年龄的增加，铁的吸收率会下降。

（三）食物的保健功能价值

为了说明食物的功能，我们用第一功能代表食物的营养功能，用第二功能代表食物的食感功能，即食物的色、香、味、形、气等给予人们的视觉、味觉、嗅觉等感官所引起的效应，用第三功能代表对人体有生理效应的食物，即有增强体质的食物，可预防疾病的食物，恢复健康的食物，调节身体节律的食物和延缓衰老的食物等。第一和第二功能是食物的基本属性，第三功能是食物的特殊属性。本书主要是从现代营养科学的角度，即传统六大营养素（碳水化合物、蛋白质、脂类、维生素、矿物质和水分）以外的功能性成分角度来评价食物资源的价值。

食品的功效成分是指能通过激活酶的活性或其他途径调节人体机

能的物质，还有的表述为食品功能因子是指在食品中能够起到调节人体特定生理机能并且不对机体产生不良作用的活性物质。首先，这些功能因子必须能在食品中稳定存在，即在食品的加工与储存过程中不被破坏，而且它们在食品中应具有特定存在的形态和含量。其次，在进入人体后，它必须能够对机体正常的生理机能有调节作用，有效地使机体向健康的方向发展。

传统食物资源所含的一些具有生理活性功能的功能性成分，被人体摄入后，对人体有预防疾病、增强体质或延缓衰老等生理功能，健康人食之无害，患者食之有益。功效成分是传统食物资源中的特殊物质，虽含量甚少但功能突出，主要包括多糖类、低聚糖类、多不饱和脂肪酸、磷脂、胆碱、超氧化物歧化酶、谷胱甘肽、免疫球蛋白、乳酸菌、双歧杆菌、植物甾醇、皂苷、黄酮类化合物等。

二、科学评价解读"食物与健康"关系的意义

对传统食物资源进行科学评价解读，引导消费者科学对待、充分认识传统食品的安全性、文化性、科学性及其健康价值；引起政府的积极关注，共同做好地方传统食物资源的传承与保护；引起媒体的关注，扩大传统食物资源在国内外消费者中的认知与认同。对传承弘扬中华传统食学文化、提高国民健康素质等方面意义重大，对于该产业的可持续发展具有良好的带动作用。

（一）对传统食物资源进行系统、全面的科学评价解读，有理论和实践的双重意义

国内对传统食物资源产业保护传承利用现状，显示出与日本、韩国等国家有较大差距。在对比日韩传统食物资源评价、保护、传承基础上，构建中国传统食物系统、科学、全面的评价解读，在理论建设上，可弥补中国传统食物资源理论研究的不足，进一步弥补该产业理论研究的弱项或缺失。在实践发展中，可用以指导中国传统食物资源产业的发展。当前许多消费者对传统食物资源文化内涵不了解、食用健康价值不清楚，认识上存在误区，导致当前许多富有地方特色的传统食物资源市场引领性差、消费定位不强、消费水平低、消费能力差等不足，面临极大的市场挑战。

（二）对传统食物资源进行系统、全面的科学评价解读，可指导中国传统食物资源走向国际市场

构建传统食物系统、科学、全面的评价体系与解读，将引领国际市场食品资源的时尚和走向，指导地方传统食物产业发展趋势和模式，特别是随着对外交流的日益频繁，扩大传统食物资源在国外消费者中的认知与认同，加快产品输出。

（三）对传统食物资源进行系统、全面的科学评价解读，可引导消费者科学对待、充分认识传统食物资源的营养健康价值

中国人的饮食生活出现了与传统饮食生活相疏离的倾向，当前国

内消费者对中国传统食物资源存在众多消费误区，如与日本纳豆近似的中国豆豉、与韩国泡菜近似的中国泡菜长期作为传统的调味品，食用范围窄，产品没有系统开发，自身营养和活性成分没有得到充分的挖掘，限制了被消费者认同范围的扩大和市场的发展，类似原因导致山药、枸杞、芝麻、阿胶、黄酒等许多中国独特的传统健康食品被忽略。

（四）对传统食物资源进行系统、全面的科学评价解读，可指导传统食品产业健康发展

当前急需对传统食物的文化内涵、科学价值讲清楚，引导消费者正确地认识、认知中国传统食物，进而认可并自觉消费。改变当前产业保护体系不成熟、产业链不完整、产业发展不规范、文化内涵挖掘不深、引领性差、市场占有份额不足等现状，提高该产业在国人心中的地位，进而建立起消费者对其认知度和美誉度。对于产业的营销宣传、可持续发展具有良好的带动作用，提高中国传统食物原产地的知名度（城市名片作用）、产品形象及旅游文化的交流。可以指导传统食物立足国内，走向国际，进一步扩大传统食物资源在国内外消费者心中的认知与认同。

（五）对传统食物资源进行系统、全面的科学评价解读，契合习近平总书记提出的宣传阐释中国特色要"四个讲清楚"的理念

2013年8月19日，习近平总书记在全国宣传思想工作会议上的讲话明确提出：宣传阐释中国特色要讲清楚每个国家和民族的历史传统、

文化积淀，基本国情不同，其发展道路必然有着自己的特色；讲清楚中华文化积淀着中华民族最深沉的精神追求，是中华民族生生不息、发展壮大的丰厚滋养；讲清楚中华优秀传统文化是中华民族的突出优势，是我们最深厚的文化软实力；讲清楚中国特色社会主义植根于中华文化沃土、反映中国人民意愿、适应中国和时代发展进步要求，有着深厚历史渊源和广泛现实基础。

中华民族创造了源远流长的中华文化，中华民族也一定能够创造出中华文化新的辉煌。独特的文化传统，独特的历史命运，独特的基本国情，注定了我们必然要走适合自己特点的发展道路。对中国传统文化，对国外的东西，要坚持古为今用、洋为中用，去粗取精、去伪存真，经过科学的扬弃后使之为我所用。

三、解读"食物与健康"相关文件

（一）《"健康中国2030"规划纲要》

《"健康中国2030"规划纲要》（以下简称《纲要》）是由中共中央、国务院于2016年10月25日印发并实施的。《纲要》是推进"健康中国"建设的行动纲领。坚持正确的卫生与健康工作方针，坚持健康优先、改革创新、科学发展、公平公正的原则，以提高人民健康水平为核心，以体制机制改革创新为动力，从广泛的健康影响因素入手，以普及健康生活、优化健康服务、完善健康保障、建设健康环境、发展健康产业为重点，把健康融入所有政策，全方位、全周期保障人民健康，大幅提高健康水平。

《纲要》在"第五章 塑造自主自律的健康行为"中"第一节 引导合理膳食"重点提道：制定实施国民营养计划，**深入开展食物（农产品、食品）营养功能评价研究**，全面普及膳食营养知识，发布适合不同人群特点的膳食指南，引导居民形成科学的膳食习惯，**推进健康饮食文化建设**。建立健全居民营养监测制度，对重点区域、重点人群实施营养干预，重点解决微量营养素缺乏、部分人群油脂等高热能食物摄入过多等问题，逐步解决居民营养不足与过剩并存问题。实施临床营养干预。加强对学校、幼儿园、养老机构等营养健康工作的指导。开展示范健康食堂和健康餐厅建设。

"第十八章 发展健康服务新业态"中重点提道：**积极促进健康与养老、旅游、互联网、健身休闲、食品融合**，催生健康新产业、新业态、新模式。发展基于互联网的健康服务，鼓励发展健康体检、咨询等健康服务，促进个性化健康管理服务发展，培育一批有特色的健康管理服务产业，探索推进可穿戴设备、智能健康电子产品和健康医疗移动应用服务等发展。

（二）《健康中国行动（2019—2030年）》

《健康中国行动（2019—2030年）》（以下简称《健康中国行动》）是2019年6月由国家卫生健康委负责制定的发展战略。2019年7月9日，国务院成立健康中国行动推进委员会，负责统筹推进《健康中国行动》的组织实施、监测和考核相关工作。

食物与健康科学解读大讲堂
——芝麻、山药篇

《健康中国行动》分三类 15 项专项行动，第一类是全方位干预健康影响因素的 6 项行动：**健康知识普及行动、合理膳食行动、全民健身行动、控烟行动、心理健康促进行动、健康环境促进行动**；第二类是维护全生命周期健康的 4 项行动：**妇幼健康促进行动、中小学健康促进行动、职业健康保护行动、老年健康促进行动**；第三类是防控重大疾病的 5 项行动：心脑血管疾病防治行动、癌症防治行动、慢性呼吸系统疾病防治行动、糖尿病防治行动、传染病及地方病防治行动。

《健康中国行动》15 项专项行动中有 10 项涉及食物与健康的关系，如"（二）合理膳食行动"中提出：

（1）推动营养健康科普宣教活动常态化，鼓励全社会共同参与全民营养周、"三减三健"（减盐、减油、减糖，健康口腔、健康体重、健康骨骼）等宣教活动。推广使用健康"小三件"（限量盐勺、限量油壶和健康腰围尺），提高家庭普及率，鼓励专业行业组织指导家庭正确使用。

（2）加强对食品企业的营养标签知识指导，指导消费者正确认读营养标签，提高居民营养标签知晓率。鼓励消费者减少蔗糖摄入量。倡导食品生产经营者使用食品安全标准允许使用的天然甜味物质和甜味剂取代蔗糖。

（3）鼓励生产、销售低钠盐，并在专家指导下推广使用。做好低钠盐慎用人群（高温作业者、重体力劳动强度工作者、肾功能障碍者及服用降压药物的高血压患者等不适宜高钾摄入人群）提示预警。

（4）鼓励食堂和餐厅配备专兼职营养师，定期对管理和从业人员开展营养、平衡膳食和食品安全相关的技能培训、考核；提前在显著位置公布食谱，标注分量和营养素含量并简要描述营养成分；鼓励为不同营养状况的人群推荐相应食谱。

（5）制定实施集体供餐单位营养操作规范，开展示范健康食堂和健康餐厅创建活动。鼓励餐饮业、集体食堂向消费者提供营养标识。鼓励发布适合不同年龄、不同地域人群的平衡膳食指导和食谱。

（三）《中国食物与营养发展纲要》

我国 1993 年颁布了《九十年代中国食物结构改革与发展纲要》，2001 年颁布了《中国食物与营养发展纲要（2001—2010 年）》，2014 年颁布了《中国食物与营养发展纲要（2014—2020 年）》。2019 年 9 月，《中国食物与营养发展纲要（2021—2035 年）》编制工作开始启动，这是关系从 2021 年之后 15 年，我国食物与营养发展的原则、目标，包括食物的生产、消费，居民的膳食营养摄入、健康等多个方面，这将是我国第四部食物与营养方面的纲要。

《中国食物与营养发展纲要（2021—2035 年）》将**推动现代食物与营养健康产业、社区康养服务**、生鲜电商＋冷链宅配等新产业新业态协调发展，引导食物结构调整优化和食物供应链、价值链建设。立足我国国情农情，适应国人体质特征和消费习惯，进一步**健全完善具有中国特色、中国风格的食物供给体系和东方膳食结构**，同时拓展国际视野，吸收借鉴国际先进经验、科研成果和典型政策，立足全球布局食物供给体系。

（四）《国民营养计划（2017—2030年）》

《国民营养计划（2017—2030年）》（以下简称《计划》）由国务院办公厅于2017年6月30日印发并实施。基本原则有如下4条。

（1）**坚持政府引导。**注重统筹规划、整合资源、完善制度、健全体系，充分发挥市场在配置营养资源和提供服务中的作用，**营造全社会共同参与国民营养健康工作的政策环境。**

（2）坚持科学发展。探索把握营养健康发展规律，充分发挥科技引领作用，加强适宜技术的研发和应用，**提高国民营养健康素养，提升营养工作科学化水平。**

（3）坚持创新融合。以改革创新驱动**营养型农业、食品加工业和餐饮业**转型升级，丰富营养健康产品供给，促进营养健康与产业发展融合。

（4）坚持共建共享。充分发挥营养相关专业学术团体、行业协会等社会组织，以及企业、个人在实施国民营养计划中的重要作用，推动社会各方良性互动、有序参与、各尽其责，使人人享有健康福祉。

《计划》提出六项重大行动提高人群营养健康水平：一是生命早期1000天营养健康行动，提高孕产妇、婴幼儿的营养健康水平；二是学生营养改善行动，包括指导学生营养就餐，超重、肥胖干预等内容；三是老年人群营养改善行动，采取多种措施满足老年人群营养改善需求，促进"健康老龄化"；四是临床营养行动，加强患者营养诊断和治疗，提高病人营养状况；五是贫困地区营养干预行动，采取干预、防控、指导等措施切实改善贫困地区人群营养现状；六是吃动平衡行动，推广健康生活方式，提高运动人群营养支持能力和效果。

按《计划》部署，到 2030 年，营养法规标准体系将会更加健全，营养工作体系将会更加完善，**食物营养健康产业持续健康发展，传统饮食服务更加丰富**，"互联网＋营养健康"的智能化应用普遍推广，居民营养健康素养进一步提高，营养健康状况显著改善。

（五）《国家食物营养教育示范基地建设规范》

国家食物与营养咨询委员会办公室编制的《国家食物营养教育示范基地建设规范》（以下简称《建设规范》）于 2020 年 6 月正式发布。通过该《建设规范》的制定和实施，将有效推进国家食物营养教育示范基地的创建工作，规范组织管理，提升建设质量，充分发挥国家食物营养教育示范基地的示范带动作用。该《建设规范》涵盖了国家食物营养教育示范基地创建的基本要求、评审规范、运行规范、综合评价体系及管理考核等内容，明确了基地建设相关的术语和定义。

食物营养教育（Food and Nutrition Education），简称食育，狭义上是指进行食物营养知识教育，是良好饮食习惯的培养教育；广义上是指以食物为载体进行全方位的教育，不仅包括食物生产、食物营养、食品加工与烹饪、食品安全、膳食搭配、健康饮食习惯培养等知识与技能教育，而且包括节约爱惜食物意识培养、饮食文化教育、农耕文化教育、识农认农，乃至科学素养培养、生命价值认知、环境保护与可持续发展意识培养等内容。

食物营养教育示范基地（Demonstration Base for Food and Nutrition

Education），是指具有特定教育、传播与普及功能的机构（包括但不限于教育科研机构、企业、地方政府和信息传媒机构等），并能够依托各种资源载体（包括但不限于教学、科研、生产、旅游、传媒和服务等），面向社会和公众开展食物营养教育活动，普及正确的食物营养与健康知识。

国家食物营养教育示范基地（National Demonstration Base for Food and Nutrition Education）是指通过国家食物与营养咨询委员会审核，可为公众提供科学、准确、高水准的食物营养教育，并作为国内食物营养教育的权威代表，对全国食物营养教育事业的发展具有较强示范引领作用的食物营养教育示范基地。

食育基地的运行模式包括但不限于旅游参观式（农业旅游、工业旅游、研学旅行、主题教育）、信息传媒式（线上教育、线下教育）、教学研发式（课堂教学、科研开发）、互动体验式（消费型、非消费型）等。食育活动以达到食物营养与健康知识传播、技能培养及文化教育为目的，其活动形式包括但不限于讲座、研学游、科普电视节目、科普读物、科普小视频、食品工厂或农场参观旅游、食物营养知识竞赛或辩论赛、会议、食育类亲子活动等。在保证食育内容科学、准确的基础上，鼓励自由发挥，不断创新食育活动形式。

国家食物营养教育示范基地的创建是国家食物与营养咨询委员会履行职责、创新工作路径的重大成果，被列入《国民营养计划（2017—2030）》。《建设规范》的制定和发布弥补了我国在食物与营养教育方面管理规范的空白，为开展食物与营养教育工作的单位或机构提供工作思路和自我评价方法。

（六）《中国居民膳食指南（2016）》

针对我国居民营养健康状况和基本需求，2016年5月，由国家卫生和计划生育委员会疾控局发布了最新版本的《中国居民膳食指南（2016）》。《中国居民膳食指南（2016）》针对2岁以上的所有健康人群提出6条核心推荐：食物多样，谷类为主；吃动平衡，健康体重；多吃蔬果、奶类、大豆；适量吃鱼、禽、蛋、瘦肉；少盐少油，控糖限酒；杜绝浪费，兴新食尚。

推荐一：食物多样，谷类为主。

每天的膳食应包括谷薯类、蔬菜水果类、畜禽鱼蛋奶类、大豆坚果类等食物。平均每天摄入12种以上食物，每周25种以上。每天摄入谷薯类食物250~400 g，其中全谷物和杂豆类50~150 g，薯类50~100 g。食物多样、谷类为主是平衡膳食模式的重要特征。

推荐二：吃动平衡，健康体重。

各年龄段人群都应天天运动、保持健康体重。食不过量，控制总能量摄入，保持能量平衡。坚持日常身体活动，每周至少进行5天中等强度身体活动，累计150分钟以上；主动身体活动最好每天6000步。减少久坐时间，每小时起来动一动。

推荐三：多吃蔬果、奶类、大豆。

蔬菜水果是平衡膳食的重要组成部分，奶类富含钙，大豆富含优质蛋白质。餐餐有蔬菜，保证每天摄入300~500 g蔬菜，深色蔬菜应占

1/2。天天吃水果，保证每天摄入 200 ~ 350 g 新鲜水果，果汁不能代替鲜果。吃各种各样的奶制品，相当于每天液态奶 300 g。经常吃豆制品，适量吃坚果。

推荐四：适量吃鱼、禽、蛋、瘦肉。

鱼、禽、蛋和瘦肉摄入要适量。每周吃鱼 280~525 g，畜禽肉 280~525 g，蛋类 280~350 g，平均每天摄入总量 120~200 g。优先选择鱼和禽。吃鸡蛋不弃蛋黄。少吃肥肉、烟熏和腌制肉制品。

推荐五：少盐少油，控糖限酒。

培养清淡饮食习惯，少吃高盐和油炸食品。成人每天食盐不超过 6 g，每天烹调油 25~30 g。控制添加糖的摄入量，每天摄入不超过 50 g，最好控制在 25 g 以下。每日反式脂肪酸摄入量不超过 2 g。足量饮水，成年人每天 7~8 杯（1500~1700 mL），提倡饮用白开水和茶水；不喝或少喝含糖饮料。儿童少年、孕妇、乳母不应饮酒。成人如饮酒，男性一天饮用酒的酒精量不超过 25 g，女性不超过 15 g。

推荐六：杜绝浪费，兴新食尚。

珍惜食物，按需备餐，提倡分餐不浪费。选择新鲜卫生的食物和适宜的烹调方式。食物制备生熟分开、熟食二次加热要热透。学会阅读食品标签，合理选择食品。多回家吃饭，享受食物和亲情。传承优良文化，兴饮食文明新风。

四、中国传统既是食品又是中药材的食物资源

早在3000年前的西周时代，我国就建立了世界上最早的医疗体系，其医事制度中设有负责饮食营养管理的专职人员，当时的医生分为四类："食医"、"疾医"（内科医生）、"疡医"（外科医生）和"兽医"。其中，"食医"就是用五味、五谷、五药养其病，以酸养骨，以辛养筋，以咸养脉，以苦养气，以甘养肉，以滑养窍。周代医疗体系以"食医"为先，"食医"的任务是"掌管王之六食、六饮、六膳、百馐、百酱、八珍之齐"。

我国作为世界四大文明古国之一，在灿烂的文化遗产中积累了世代相传的、利用膳食保健的丰富经验，中华民族素有"凡膳皆药""药食两用"之说，在生活实践中体会到许多食物和防病、治病有着不解之缘，可以利用食用的方法强健体魄、延缓衰老。"药"和"食"互相渗透早已是我国传统饮食之道，现在正在逐步成为国际健康领域的大趋向。其理念是避免药物纠偏误用时对人体造成伤害，通过日常摄入达到人体恢复机能或保持健康状态的目的。

我国许多传统食材既是食品又是中药材，两者没有绝对的分界线。古代医学家将中药的"四性""五味"理论运用到食物之中，认为食物也具有"四性"和"五味"。《黄帝内经太素》说道："空腹食之为食物，患者食之为药物。""药食两用""药食兼用""既是食品又是中药材"的提法是人类对食物和药物有了深刻的认识后，寻找到的既有特定的

功能又可长期安全食用，起到调整机体某些不平衡机制作用的食物。于是，功能性食品（Functional food）、健康食品（Health food）、药用食品（Pharma-food）、膳食补充剂（Dietary Supplement）、植物营养剂（Phyto-nutrient）、疗效食品（Therapeutic Food）等概念纷至沓来，究其本质，虽有微小的差别，但均属于"药食两用"范畴之内。

我国原卫生部公布的《按照传统既是食品又是中药材物质目录》（第一批）名单中就有芝麻、山药、枸杞、大枣、桑葚、薏苡仁、菊花、金银花、山楂、麦芽等日常常见的食物种类。具体参见表1-1。

表1-1 按照传统既是食品又是中药材物质目录（第一批）

序号	名称	植物名/动物名	拉丁学名	使用部分
1	丁香	丁香	Eugenia caryophyllata Thunb.	花蕾
2	八角茴香	八角茴香	Illicium verum Hook. f.	成熟果实
3	刀豆	刀豆	Canavalia gladiata(Jacq.)DC.	成熟种子
4	小茴香	茴香	Foeniculum vulgare Mill.	成熟果实
5	小蓟	刺儿菜	Cirsium setosum(Willd.) MB.	地上部分
6	**山药**	**薯蓣**	**Dioscorea opposita Thunb.**	**根茎**
7	山楂	山里红	Crataegus pinnatifida Bge. var. major N. E. Br.	成熟果实
		山楂	Crataegus pinnatifida Bge.	
8	马齿苋	马齿苋	Portulaca oleracea L.	地上部分
9	乌梅	梅	Prunus mume (Sieb.)Sieb.et Zucc.	近成熟果实

续表

序号	名称	植物名/动物名	拉丁学名	使用部分
10	木瓜	贴梗海棠	Chaenomeles speciosa (Sweet) Nakai	近成熟果实
11	火麻仁	大麻	Cannabis sativa L.	成熟果实
12	代代花	代代花	Citrus aurantium L.var.amara Engl.	花蕾
13	玉竹	玉竹	Polygonatum odoratum (Mill.)Druce	根茎
14	甘草	甘草	Glycyrrhiza uralensis Fisch.	根和根茎
		胀果甘草	Glycyrrhiza inflata Bat.	
		光果甘草	Glycyrrhiza glabra L.	
15	白芷	白芷	Angelica dahurica(Fisch.ex Hoffm.) Benth.et Hook.f.	根
		杭白芷	Angelica dahurica(Fisch.ex Hoffm.) Benth.et Hook.f.var.formosana(Boiss.) Shan et Yuan	
16	白果	银杏	Ginkgo biloba L.	成熟种子
17	白扁豆	扁豆	Dolichos lablab L.	成熟种子
18	白扁豆花	扁豆	Dolichos lablab L.	花
19	龙眼肉（桂圆）	龙眼	Dimocarpus longan Lour.	假种皮
20	决明子	决明	Cassia obtusifolia L.	成熟种子
		小决明	Cassia tora L.	

续表

序号	名称	植物名/动物名	拉丁学名	使用部分
21	百合	卷丹	Lilium lancifolium Thunb.	肉质鳞叶
		百合	Lilium brownie F.E.Brown var. viridulum Baker	
		细叶百合	Lilium pumilum DC.	
22	肉豆蔻	肉豆蔻	Myristica fragrans Houtt.	种仁和种皮
23	肉桂	肉桂	Cinnamomum cassia Presl	树皮
24	余甘子	余甘子	Phyllanthus emblica L.	成熟果实
25	佛手	佛手	Citrus medica L.var.sarcodactylis Swingle	果实
26	杏仁（苦、甜）	山杏	Prunus armeniaca L.var.ansu Maxim	成熟种子
		西伯利亚杏	Prunus sibirica L.	
		东北杏	Prunus mandshurica (Maxim) Koehne	
		杏	Prunus armeniaca L.	
27	沙棘	沙棘	Hippophae rhamnoides L.	成熟果实
28	芡实	芡	Euryale ferox Salisb.	成熟种仁
29	花椒	青椒	Zanthoxylum schinifolium Sieb.et Zucc.	成熟果皮
		花椒	Zanthoxylum bungeanum Maxim.	
30	赤小豆	赤小豆	Vigna umbellata Ohwi et Ohashi	成熟种子
		赤豆	Vigna angularis Ohwi et Ohashi	

续表

序号	名称	植物名/动物名	拉丁学名	使用部分
31	麦芽	大麦	Hordeum vulgare L.	成熟果实经发芽干燥的炮制加工品
32	昆布	海带	Laminaria japonica Aresch.	叶状体
		昆布	Ecklonia kurome Okam.	
33	枣（大枣、黑枣）	枣	Ziziphus jujuba Mill.	成熟果实
34	罗汉果	罗汉果	Siraitia grosvenorii (Swingle.)C. Jeffrey ex A.M.Lu et Z.Y.Zhang	果实
35	郁李仁	欧李	Prunus humilis Bge.	成熟种子
		郁李	Prunus japonica Thunb.	
		长柄扁桃	Prunus pedunculata Maxim.	
36	金银花	忍冬	Lonicera japonica Thunb.	花蕾或带初开的花
37	青果	橄榄	Canarium album Raeusch.	成熟果实
38	鱼腥草	蕺菜	Houttuynia cordata Thunb.	新鲜全草或干燥地上部分
39	姜（生姜、干姜）	姜	Zingiber officinale Rosc.	根茎（生姜所用为新鲜根茎，干姜为干燥根茎）
40	枳椇子	枳椇	Hovenia dulcis Thunb.	药用为成熟种子；食用为肉质膨大的果序轴、叶及茎枝

续表

序号	名称	植物名/动物名	拉丁学名	使用部分
41	枸杞子	宁夏枸杞	Lycium barbarum L.	成熟果实
42	栀子	栀子	Gardenia jasminoides Ellis	成熟果实
43	砂仁	阳春砂	Amomum villosum Lour.	成熟果实
		绿壳砂	Amomum villosum Lour.var. xanthioides T.L.Wu et Senjen	
		海南砂	Amomum longiligularg T. L. Wu	
44	胖大海	胖大海	Sterculia lychnophora Hance	成熟种子
45	茯苓	茯苓	Poria cocos(Schw.)Wolf	菌核
46	香橼	枸橼	Citrus medica L.	成熟果实
		香圆	Citrus wilsonii Tanaka	
47	香薷	石香薷	Mosla chinensis Maxim.	地上部分
		江香薷	Mosla chinensis 'jiangxiangru'	
48	桃仁	桃	Prunus persica(L.)Batsch	成熟种子
		山桃	Prunus davidiana(Carr.)Franch.	
49	桑叶	桑	Morus alba L.	叶
50	桑葚	桑	Morus alba L.	果穗
51	桔红(橘红)	橘及其栽培变种	Citrus reticulata Blanco	外层果皮
52	桔梗	桔梗	Platycodon grandiflorum (Jacq.) A.DC.	根

续表

序号	名称	植物名/动物名	拉丁学名	使用部分
53	益智仁	益智	Alpinia oxyphylla Miq.	去壳之果仁,而调味品为果实
54	荷叶	莲	Nelumbo nucifera Gaertn.	叶
55	莱菔子	萝卜	Raphanus sativus L.	成熟种子
56	莲子	莲	Nelumbo nucifera Gaertn.	成熟种子
57	高良姜	高良姜	Alpinia officinarum Hance	根茎
58	淡竹叶	淡竹叶	Lophatherum gracile Brongn.	茎叶
59	淡豆豉	大豆	Glycine max(L.)Merr.	成熟种子的发酵加工品
60	菊花	菊	Chrysanthemum morifolium Ramat.	头状花序
61	菊苣	毛菊苣	Cichorium glandulosum Boiss.et Huet	地上部分或根
61	菊苣	菊苣	Cichorium intybus L.	地上部分或根
62	黄芥子	芥	Brassica juncea（L.）Czern.et Coss	成熟种子
63	黄精	滇黄精	Polygonatum kingianum Coll.et Hemsl.	根茎
63	黄精	黄精	Polygonatum sibiricum Red.	根茎
63	黄精	多花黄精	Polygonatum cyrtonema Hua	根茎
64	紫苏	紫苏	Perilla frutescens(L.)Britt.	叶(或带嫩枝)
65	紫苏子(籽)	紫苏	Perilla frutescens(L.)Britt.	成熟果实

续表

序号	名称	植物名/动物名	拉丁学名	使用部分
66	葛根	野葛	Pueraria lobata (Willd.)Ohwi	根
67	**黑芝麻**	**脂麻**	**Sesamum indicum L.**	**成熟种子**
68	黑胡椒	胡椒	Piper nigrum L.	近成熟或成熟果实
69	槐花、槐米	槐	Sophora japonica L.	花及花蕾
70	蒲公英	蒲公英	Taraxacum mongolicum Hand.-Mazz.	全草
		碱地蒲公英	Taraxacum borealisinense Kitam.	
		同属数种植物		
71	榧子	榧	Torreya grandis Fort.	成熟种子
72	酸枣、酸枣仁	酸枣	Ziziphus jujuba Mill.var. spinosa(Bunge)Hu ex H.F.Chou	果肉、成熟种子
73	鲜白茅根（或干白茅根）	白茅	Imperata cylindrical Beauv.var. major(Nees)C.E.Hubb.	根茎
74	鲜芦根（或干芦根）	芦苇	Phragmites communis Trin.	根茎
75	橘皮或陈皮	橘及其栽培变种	Citrus reticulata Blanco	成熟果皮
76	薄荷	薄荷	Mentha haplocalyx Briq.	地上部分
		薄荷	Mentha arvensis L.	叶、嫩芽
77	薏苡仁	薏苡	Coix lacryma-jobi L.var.mayuen. (Roman.)Stapf	成熟种仁

续表

序号	名称	植物名/动物名	拉丁学名	使用部分
78	薤白	小根蒜	Allium macrostemon Bge.	鳞茎
		薤	Allium chinense G.Don	
79	覆盆子	华东覆盆子	Rubus chingii Hu	果实
80	藿香	广藿香	Pogostemon cablin (Blanco)Benth.	地上部分
81	乌梢蛇	乌梢蛇	Zaocys dhumnades(Cantor)	剥皮、去除内脏的整体
82	牡蛎	长牡蛎	Ostrea gigas Thunberg	贝壳
		大连湾牡蛎	Ostrea talienwhanensis Crosse	
		近江牡蛎	Ostrea rivularis Gould	
83	阿胶	驴	Equus asinus L.	干燥皮或鲜皮经煎煮、浓缩制成的固体胶
84	鸡内金	家鸡	Gallus gallus domesticus Brisson	沙囊内壁
85	蜂蜜	中华蜜蜂	Apis cerana Fabricius	蜂所酿的蜜
		意大利蜂	Apis mellifera Linnaeus	
86	蝮蛇(蕲蛇)	五步蛇	Agkistrodon acutus(Güenther)	去除内脏的整体

2014年，原国家卫生计生委对药食两用物质名单进行了修订（国卫办食品函〔2014〕975号）。作为第二批名单，增补了以下15种物质：

人参、山银花、芫荽、玫瑰花、松花粉（马尾松与油松）、粉葛、布渣叶、夏枯草、当归、山奈、西红花、草果、姜黄、荜茇。具体参见表1-2。

表1-2 按照传统既是食品又是中药材物质目录（第二批增补）

序号	名称	植物名/动物名	拉丁学名	使用部分
1	人参	人参	Panax ginseng C.A.Mey	根和根茎
2	山银花	华南忍冬	Lonicera confuse DC.	花蕾或带初开的花
		红腺忍冬	Lonicera hypoglauca Miq.	
		灰毡毛忍冬	Lonicera macranthoides Hand.-Mazz.	
		黄褐毛忍冬	Lonicera fulvotomentosa Hsu et S.C.Cheng	
3	芫荽	芫荽	Coriandrum sativum L.	果实、种子
4	玫瑰花	玫瑰	Rosa rugosa Thunb 或 Rose rugosa cv. Plena	花蕾
5	松花粉	马尾松	Pinus massoniana Lamb.	干燥花粉
6		油松	Pinus tabuliformis Carr.	
		同属数种植物		
7	粉葛	甘葛藤	Pueraria thomsonii Benth.	根
8	布渣叶	破布叶	Microcos paniculata L.	叶
9	夏枯草	夏枯草	Prunella vulgaris L.	果穗
10	当归	当归	Angelica sinensis(Oliv.)Diels.	根

续表

序号	名称	植物名/动物名	拉丁学名	使用部分
11	山奈	山奈	Kaempferia galanga L.	根茎
12	西红花	藏红花	Crocus sativus L.	柱头
13	草果	草果	Amomum tsao-ko Crevost et Lemaire	果实
14	姜黄	姜黄	Curcuma Longa L.	根茎
15	荜茇	荜茇	Piper longum L.	果实或成熟果穗

《按照传统既是食品又是中药材物质目录》新增物质的纳入依据如下。

1. 人参

原卫生部2012年第17号公告批准人参（人工种植）为新资源食品；《中华人民共和国药典》（以下简称《中国药典》）（2005年版）记载；基源植物和使用部分与《中国药典》（2015年版）记载一致。

2. 山银花

金银花列入2002年原卫生部公布《既是食品又是药品的物品名单》，金银花来源为忍冬 Lonicera japonicaThunb.、红腺忍冬 Lonicerahypoglauca Miq.、山银花 Loniceraconfuse DC.、毛花柱忍冬 LoniceradasystylaRehd.，金银花和山银花二者在《中国药典》中未分开，故此处遵循《中国药典》的处理方法；经查阅文献和实地调研，山银花在南方种植历史悠久，在当地有食用历史，且无毒副反应报道。

3. 粉葛

《中国药典》（2005年版）为甘葛藤葛根基源之一。

4. 玫瑰花

原卫生部 2010 年第 3 号公告将玫瑰花作为普通食品;《中国药典》记载;基源植物和使用部分与《中国药典》记载一致。

5. 松花粉

原卫生部 2004 年第 17 号公告将松花粉作为新资源食品;《中国药典》记载;基源植物和使用部分与《中国药典》记载一致。

6. 布渣叶、夏枯草

原卫生部 2010 年第 3 号公告允许夏枯草、布渣叶作为凉茶饮料原料使用;《中国药典》记载;基源植物和使用部分与《中国药典》记载一致。

7. 当归

美国联邦法典 21CFR 182.10 欧盟食品安全局(EFSA)将当归作为香辛料(每天食用 3~15 g 的当归根或 3~6 g 的根粉);日本将当归列入"源自植物或动物的天然香料名单"作为食品的香辛料使用;《中国药典》记载;基源植物和使用部分与《中国药典》记载一致。

8. 山柰、西红花、草果、姜黄、荜茇

列入《香辛料和调味品标准》(GB/T 12729.1—2008);《中国药典》记载;基源植物和使用部分与《中国药典》记载一致。

2018 年 4 月 27 日,国家卫健委发布了《关于征求将党参等 9 种物质作为按照传统既是食品又是中药材物质管理意见的函》,作为第三批名单,增补了以下 9 种物质:党参、肉苁蓉、铁皮石斛、西洋参、黄芪、灵芝、天麻、山茱萸、杜仲叶。

芝麻篇
ZHIMAPIAN

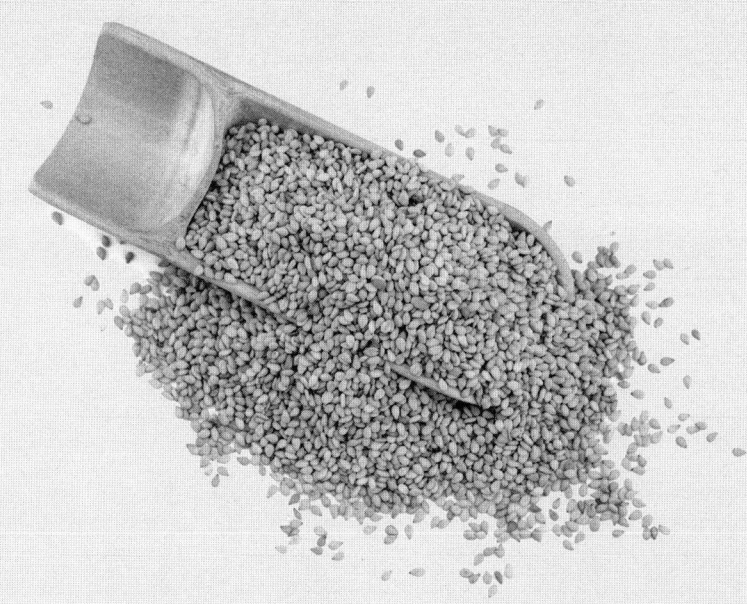

芝麻（Sesamum indicum L.），是脂麻科（胡麻科）脂麻属植物脂麻的干燥成熟种子，又名脂麻、胡麻、油麻、巨胜、方茎、狗虱等，呈扁卵圆形，平滑或有网状皱纹，尖端有棕色点状种脐。分布在世界热带地区、部分温带地区。一年生直立草本植物，高60～150 cm。芝麻种子有白、黄、褐、茶灰、黑等基本色，各基本色又有深浅之分。种皮色浅者含油量高，色深者含油量较低。种皮薄，种子饱满光滑，含油量也高。不同颜色的芝麻，用途也有差别，白色芝麻主要用于糕点等食品，黄白芝麻主要用于榨油、做芝麻酱，黑色芝麻主要用于糕点及药用。

芝麻的果实为蒴果，有纵棱，直立，被毛，常见有四棱、六棱、八棱等，每棱有一排种子，棱数越多，蒴粒也就越多。蒴果一般含60~80粒种子，粒数多的可达130粒以上，少的仅有40粒左右。种粒很小，千粒重2～3.5 g，成熟时蒴果炸裂。芝麻的种子呈扁平，一头尖，一头钝圆，近似椭圆形。种子是由种皮、内胚乳和胚三部分构成。种皮上有凸凹，四周有棱边。黄褐色种子的种皮细胞内层存在不同量的色素。种脐与珠孔都在有尖的一端，珠孔不明显。脱去种皮，可见一薄层胚乳，包在整个胚的外面，厚度约80～100 μm的胚乳细胞内含糊粉粒，约6 nm，还可以看见油滴。胚有两片肥大的子叶，其中充满脂肪和蛋白质。

芝麻的繁殖方式为种子繁殖，花是芝麻的生殖器官，具有产生种子、繁殖后代的作用，发育完全的芝麻花包括苞叶、花柄、花冠、雄蕊、雌蕊，单生或2~3朵同生于叶腋内。花萼裂片披针形，长5~8 mm，宽1.6~3.5 mm，被柔毛。花冠长2.5~3 cm，筒状，直径约1~1.5 cm，长2~3.5 cm，白色而常有紫红色或黄色的彩晕。雄蕊4，内藏，子房上位，4室，被柔毛。花期为夏末秋初。

一、芝麻的分类、品种、产地等概述

芝麻在全球种植范围较广，主要分布于亚洲、欧洲、非洲、美洲等地，全球种植面积约为9.98×10^6公顷。其中，印度、苏丹、坦桑尼亚、中国、缅甸等为世界芝麻主产国，芝麻产量约占全球的2/3。据联合国粮农组织统计，2017年全球芝麻产量为589.9万吨，其中坦桑尼亚为80.6万吨（全球芝麻第一生产国）、中国为73.3万吨（全球芝麻第四生产国）。2017年我国进口芝麻71.2万吨，芝麻的消费总量达到144.5万吨（国产73.3万吨与进口71.2万吨之和），占2017年全球芝麻产量589.9万吨的24.5%，我国是全球芝麻进口量最大的国家，也是全球芝麻消费量最大的国家，这无疑是对全球芝麻产业发展的重要贡献。中国粮油学会首席专家、油脂分会名誉会长王瑞元先生这样说："中华民族是最会利用芝麻生产各种美味食品的民族，其产品品种之多之佳属全球之最。"

（一）芝麻的分类

根据芝麻的分枝习性，在生产上主要分为两类。

（1）单秆型：通常不分枝，节间较短，每节着生2~3个蒴果，茎秆坚硬，一般成熟较晚，宜于密植。

（2）分枝型：具有分枝性，节间较长，每节多数着生1个蒴果，一般成熟较早，种植不宜过密。

根据芝麻的颜色可分为四类。

（1）白色芝麻，主要用于做糕点等食品。

（2）黄白芝麻，主要用于榨油、做芝麻酱。

（3）黑色芝麻，主要用于做糕点及药用。

（4）杂色芝麻，主要用于榨油。

根据芝麻生育期的长短可分为三类。

（1）早熟种，生育期80~90 d。

（2）中熟种，生育期90~100 d。

（3）晚熟种，生育期100~120 d。

根据芝麻蒴果的棱数可分为四类：四棱芝麻、六棱芝麻、八棱芝麻、多棱芝麻。

（二）芝麻的品种演变

我国芝麻品种资源丰富，是世界上栽培种植芝麻品种数量最多的国家之一，包含有各种优良品种和优异种质，是芝麻育种的重要基因宝库。我国芝麻的种植始于20世纪40年代，种植品种以地方农家品种为主。

20世纪50年代，在农家品种征集、整理过程中，对分布较广、种植面积大、群众反映好的品种进行品种比较试验，先后鉴定出20多个优良地方品种供生产利用。由于各地的种植习惯和种植水平不同，每个地区的农家品种具有一定的特点：在华北、东北地区，以种植白芝麻为主，单秆型和分枝型品种均有；河南以种植黄芝麻为主，多数品种为分枝型；湖北、安徽、江西及华南地区单秆和分枝型品种均有种植，其中湖北和安徽以白芝麻为主，江西及华南地区以黑芝麻为主。

20世纪70年代以后，我国农业科学家利用优良的农家品种进行杂交育种，培育出一批产量高、能适应当地环境的系列优质品种，如中芝13号、中芝15号、中芝22号、皖芝1号、辽芝1号、豫芝9号、郑芝97C01、中湘芝1号、襄黑芝2078等。这些优质品种经过长期人工选育，具有广泛的适应性和极强的耐旱能力，抗病、抗逆性强的特点。

（三）芝麻的起源考证

芝麻是古老的种植作物之一，是人类最早利用的油料作物。据考证，在巴基斯坦古代遗址曾发现炭化的芝麻籽，约5000年前，那里是文明十分辉煌的印度河盆地。印度教的宗教仪式中会普遍地使用芝麻籽，这表明在遥远的古代，芝麻就已被驯化。4000年前甚至更早，在古巴比伦和亚述地区，芝麻是一种受到高度赞赏的油料作物，广泛应用于医学，并用于烹饪和制备葡萄酒或白兰地。据历史学家的观点，在几千年前，芝麻是从巽他群岛带到印度，再从印度传到埃及、中国、日本、非洲、南美洲、中美洲。

据《史记》记载，在汉代时芝麻传入中国，北魏贾思勰《齐民要术》载："张骞外国得胡麻。"宋朝沈括在《梦溪笔谈》中说："汉使张骞始自大宛得油麻种来，故名胡麻。"《词源》记载："相传汉张骞得其种于西域，故名胡麻。"北宋《物类相感志》也曾记载，从公元前8世纪到公元前1世纪的六七百年间，自东南太湖流域到西北关中平原，都见有芝麻栽种。

古农书对芝麻的栽培管理也有较详细的描述，如《齐民要术》中说："胡麻相去一尺，区种，天旱常灌之""漫种者，先以耧耩，然后散子空曳劳"，可见已有大田栽培芝麻。元代戴表元的《胡麻赋》曰："六月亢旱，百稼槁乾，有物沃然，秀于中田，是为胡麻，外白中元"，指出了芝麻抗旱性较强。明、清以来，南至湖广，西至新疆、西藏，都有芝麻栽培。

（四）我国的芝麻种植区域

芝麻是主要生长于热带及亚热带地区的短日性作物，在我国由于长期的生态同化，产生了一定的长日性，形成了适应我国气候的类型。我国南起海南岛北至黑龙江，横跨北纬28°的范围内，均有与环境相适应的品种分布。

我国的芝麻种植区域广泛，主要分布于河南、安徽、湖北、江西、河北、陕西、辽宁等省，但各地区的发展不平衡，以黄淮、江汉和长江中下游为主产区，尤以河南省、安徽省、湖北省三省种植最多，河南是芝麻种植面积、产值均为全国第一的大省；安徽的芝麻种植面积占全国第二位，总产值占全国第三位；湖北的芝麻种植面积占全国第三位，总产值占全国第二位。2015年，河南、湖北、安徽三省的芝麻种植面积之和占全国的71.0%，总产值之和占全国的60.1%。在三大芝麻主产省中，单产以河南最高，2015年比湖北省和安徽省分别高43.6%

和37.8%。

芝麻在我国的种植区域广泛，因其生长区域不同、气候不同，使得芝麻的品种、生长习性也有所差异（参见表2-1）。

表2-1 芝麻按种植区域和季节分类表

种植区域	气候、地形	耕作方式	品种季节	品种特点	成熟周期（天）
东北、西北地区	日照长、气温低、降雨量少	一年一熟	春芝麻	叶小，色深，全缘无裂片，茸毛少、短，耐干性强	110~120
华北地区（长城以南、黄河以北）	夏季高温多雨，冬季寒冷干燥	一年一熟	春芝麻	叶片较大、较宽，颜色较浅，叶缘部分有缺刻和浅裂、单秆型品种为主	100
黄淮平原	光照、温度、降雨量都较为适宜	一年两熟	夏芝麻	植株高大，生长发育好，产量潜力大、单秆型品种较多	50~60
长江中游江汉平原及河南南阳盆地	盆地、丘陵居多，夏季炎热、降水量大，冬季降水量少，气候温和	一年两熟	夏芝麻	种皮颜色为白色、品质优良、商品率高，以分枝型、四棱、单花品种为多	50~60

续表

种植区域	气候、地形	耕作方式	品种季节	品种特点	成熟周期（天）
华中南地区（江西及鄂南）	气温较高、生长季节较长	一年三熟	秋芝麻	株高一般，结蒴不密，叶形全缘，种皮多为褐色	30~40
华南地区（广东省海南岛和雷州半岛）	年平均气温近20℃	一年两熟	春芝麻	抗倒伏、秆硬不易折断、不裂蒴，主要为分枝型	50~60

除上述地区外，在其他零星芝麻种植区，由于气候地理条件存在差异，日照、气温、雨量不同，在各地均有一些特异类型的品种。如云南省由于云雾多、日照少，芝麻大都是叶片大而全裂，茸毛短少，叶色深，大都为多枝、单花、四棱，并倾向野生性、抗逆性较强，可作为有价值的种质资源。

（五）芝麻的生长栽培习性

芝麻是喜温喜阳光、怕水渍怕伏旱、喜肥的短日照作物。在我国，芝麻按照种植季节主要分为春芝麻、夏芝麻和秋芝麻，其生长过程相同，共可分为五个生长阶段。

（1）播种出苗期：从播种到子叶出土平展时期。芝麻的播种出苗期一般经历4~7 d或更长些，这取决于温度和土壤水分。播种时应掌握

5 cm 地温稳定在 16℃~18℃以上，适宜土壤水分为 17%~23%。

（2）苗期：从出苗到现蕾之前的时期。一般芝麻在出苗后 25~35 d，当主茎具有 6~8 对真叶时即进入现蕾期。进入现蕾期的植株顶端心叶闭合，呈上耸状，不拨开心叶也可观察到花蕾。芝麻苗期的茎叶和根部生长缓慢，出苗后不久，花芽分化就开始了。

（3）蕾期：从现蕾到始花期，一般为 7~15 d。此阶段，花蕾营养吸收和生长都开始加快。

（4）花期：从始花到终花期，一般历时 40~60 d，因品种和栽培条件而异。花期是营养吸收和生殖生长最旺盛的时期。

（5）蒴果发育成熟期：从终花至成熟期，通常是指主茎叶片大部分脱落，中下部蒴果及内部籽粒已呈现本品种成熟时固有色泽的时期，一般为 15~20 d。此阶段，芝麻的营养吸收已经停止，主要是蒴果和种子发育成熟。

（六）如何理解"芝麻开花节节高"

在芝麻幼苗生长到一定的时候，在叶腋内开始出现花芽生长点，生长点隆起半圆球凸起，为苞叶原始体。与此同时出现花蕊的分化，当原始体长成片状时花芽中心凸起，逐渐分化成花冠及雄性花蕊，在雄性花蕊原始体长成片状时，花芽中心出现圆周状隆起，然后，花柱伸长，柱头二歧，发育成完整的雌蕊。在发育正常的花朵开花过程中，能看到绿色花蕾时为现蕾，看到花蕾内的花冠露出时为露冠，五个花瓣完全放开即为开放。

在芝麻开花过程中,芝麻通过茎中间的"输送管道"运送养分,养分从下向上运输时,会先被下面的叶及果实吸收,所以芝麻开花时会出现由下至上逐渐绽开。芝麻的花朵像喇叭花,花朵较小,大约1cm,只有白色的,结的果实和花很像,成熟后经阳光强烈照射会爆开,成熟后的主茎及分枝的中间都是空的。

因此,芝麻开花时会出现由下至上一节一节逐渐盛开的现象,人们常用"芝麻开花节节高"来比喻学业日日有成,职位上升或生意蒸蒸日上之意,借此寓意人生道路越来越好。

(七)芝麻成熟的标志、收获时间与方法

芝麻成熟后若收割过早,籽粒不充实,品质差;若收割过迟,蒴果成熟炸裂,则会导致产量低,甚至出现发芽等现象。春芝麻和秋芝麻都是在气温高、蒸发量大的季节播种,但其收获的时间并不相同。芝麻绝大多数品种是无限花序,花期较长,植株不同部位的蒴果形成和成熟期很不一致,当基部蒴果已经成熟,甚至开裂时,上部蒴果往往尚处于籽粒灌浆期。所以,掌握成熟时的特点,确定芝麻成熟时的标志和恰当的收获方法,减少籽粒损失,对提高产量和品质,最大限度地获得高产,有十分重要的作用。

(1)芝麻成熟标志:当植株由浓绿变为黄色或黄绿色,即芝麻终花20 d左右,或打顶后25 d左右,大部分叶片枯黄,脱落2/3以上,蒴果呈黄褐色,植株下部2~3个蒴果即将裂开,中、上部蒴果微黄青绿基本成熟,用手摇晃下部,蒴果有响声,籽粒呈现固有色泽时,应及时

收获。

（2）芝麻收获时间：趁早、晚收获，避开中午高温阳光强烈照射，减少下部裂蒴掉籽或病死株裂蒴造成损失。春芝麻一般在8月中下旬成熟，夏播芝麻在9月上旬可以收获，秋芝麻则于9月下旬成熟。同一产区芝麻成熟收获的时间还与施肥量、种植密度、品种特征特性等有关。

（3）芝麻收获方法：收获部分提前裂蒴植株时，必须携带布单或其他相应物品，以便随割随收裂蒴的籽粒，以减少落籽损失。一般在近地面3~7 cm处斜向上割断，收获后捆成直径15~20 cm的小捆及时晾晒，切忌大垛闷，避免因闷大垛造成芝麻品质下降，甚至造成霉变。

（八）适宜在黄河三角洲盐碱地地区种植的芝麻品种

中国农业科学院武汉油料研究所团队在山东盐碱地地区开展科学研究，创建了芝麻耐盐性鉴定方法，对全国75个芝麻育成品种耐盐性鉴定，筛选出耐盐品种9个，分别为中芝11、豫芝11、中芝20、冀芝3号、驻芝18、中芝34、晋芝2号、舆芝18、鄂芝1号。该团队对中芝20、中芝34等5个品种在山东的临港、无棣、双泉、临清、东营进行多点试验，考察产量、品质、耐盐性、适应性等，与对照相比，筛选出高芝麻素高油耐盐高产品种中芝20、高蛋白耐盐高产品种中芝34、广适应性抗倒高产耐盐品种中芝11等3个优势品种，研究发现，中芝20和中芝34在山东无棣盐碱地种植环境下比在武汉种植产出的芝麻中芝麻素的含量高，分别高48.9%、31.2%。该团队与山东省十里香芝麻制品有限公司合作制定出盐碱地芝麻种植技术规程，建立起高产耐盐优质芝麻品种的规模化生产基地，利用优质品种和加工新工艺，研制出高芝麻素的小磨香油、芝麻酱、芝麻素胶囊等系列加工新产品。

（九）"中芝"系列芝麻品种的特征与优势

我国农业科研人员针对农民种植芝麻品种产量低、耐病性差等问题，采用人工培育的方式，选取优质芝麻品种进行培育，将母本优点与父本优点相结合，经过不断培养，最终获得多个产量高、抗病性强的优良品种。"中芝"系列品种的芝麻便是由中国农业科学院油料作物研究所引进，经改良（例如与本地品种父本杂交）后，演变出新的适宜我国地区种植生产的芝麻，下面以"中芝"系列品种为例，介绍其特征和优势（见表2-2）。

表2-2 中芝系列品种适宜种植区域、植株特征及品种优势

"中芝"系列品种	适合种植区域	植株特征	品种优势
中芝7号	在我国北纬34°~50°地区均可种植（广东省除外），尤其适宜在江淮地区种植	植株高118 cm左右，茎秆粗壮，叶绿而肥大；单叶2~3蒴，蒴果长4cm左右，单株蒴果约100个，落叶不易裂蒴；每蒴100粒左右；千粒重约2.7 g	含油量54%~56%；耐渍弱，易感茎点枯病
中芝8号	在我国北纬24°~35°地区均可种植	植株高120 cm左右；结蒴较密，单株蒴果约100个，果长2.7 cm左右；每蒴100粒左右，排列紧凑，不易炸裂；千粒重约2.7 g	含油量56.34%~60.57%；耐肥、耐渍、耐茎点枯病，重茬易感染枯萎病

续表

"中芝"系列品种	适合种植区域	植株特征	品种优势
中芝9号	在湖北、河南、安徽、江西、广西、贵州等地均可种植	植株高140 cm左右，茎秆粗壮，茸毛较多，生长整齐，成熟一致，籽粒黑色；千粒重2.63 g	含油量达47.3%；该品种属分枝型，耐渍性强，抗茎点枯病和枯萎病
中芝10号	在湖北、河南、安徽、江西、广西、贵州等地均可种植	植株高150~200 cm，有效分枝4个左右；单株蒴果100~200个，蒴果四棱，成熟时不易裂蒴，每蒴65粒左右；千粒重约2.6 g	含油量在56%左右；耐旱、耐渍、抗茎点枯病、枯萎病
中芝11号	在湖北、安徽、河南、江西、湖南均可种植	植株高160~180 cm，生长势强，茎秆粗壮；蒴果四棱，平均每蒴粒数65~70粒，种子长卵圆形，种皮颜色纯白；千粒重2.8~3.2 g	抗茎点枯病和枯萎病，耐渍、抗倒伏能力较强
中芝12号	在江淮地区的湖北、河南、安徽、江西等地均可种植	植株高160 cm左右；单株蒴果数90个左右，多可达150个以上；蒴果四棱，每蒴75粒左右；千粒重约2.7 g	种子含油量高达56.09%，蛋白质含量达20.11%，是油用和外贸的理想品种；该品种适应和抗逆性强，纯度高，苗期生长快，茎秆粗壮
中芝13号	在我国黄淮和长江流域主产区的湖北、河南、安徽、江西、湖南、江苏、河北等地均可种植	植株高170 cm左右，叶色淡绿，花冠白色；每叶3蒴，蒴果四棱，肥大，平均每蒴70粒左右；千粒重2.8~3.2 g	平均含油量为56.58%；抗病抗倒伏能力强，茎点枯病发病率低

续表

"中芝"系列品种	适合种植区域	植株特征	品种优势
中芝14号	适宜在湖北、河南、安徽等芝麻主产省及以南地区种植	植株高度为160 cm左右；茎秆粗壮、呈绿色；每叶腋3花，结蒴较密；蒴果4棱，单株蒴果80～100个，每蒴65～70粒；千粒重2.8～3.0 g；外观品质较好	粗脂肪含量为57.50%，粗蛋白质含量为19.26%，品质较好；对茎点枯病抗性较强
中芝15号	适宜在湖北省芝麻产区种植	植株高162.5 cm左右，茎绿色，成熟时呈黄绿色；蒴果较大，成熟时呈黄绿色；单株蒴果平均85.9个，每蒴平均60.8粒；千粒重约2.77 g	粗脂肪含量58.87%，粗蛋白含量18.76%；茎点枯病和枯萎病发病率较低
中芝18号	适宜在湖北省芝麻产区种植	植株平均株高164 cm；单株蒴果平均84.5个，每蒴平均61.3粒；千粒重约2.73 g；生育期90 d	粗脂肪含量56.83%，粗蛋白含量19.89%；茎点枯病、枯萎病病抗性较强
中芝21号	适宜在湖北省芝麻产区种植	植株高165.8 cm左右，植株生长势较强，茎秆粗壮，花冠白色；蒴果中等大小，四棱；单株蒴平均90.8个，每蒴平均67.1粒；千粒重约2.60 g	粗脂肪含量56.95%，粗蛋白含量18.91%；茎点枯病和枯萎病发病率较低
中芝22号	适宜在湖北省芝麻产区种植	植株高163.3 cm左右；蒴果中等大小，种皮白色，光滑，籽粒较大；单株蒴平均92.1个，每蒴平均63.3粒；千粒重约2.74 g	粗脂肪含量58.67%，粗蛋白含量18.23%；茎点枯病和枯萎病发病率较低

续表

"中芝"系列品种	适合种植区域	植株特征	品种优势
中芝26号	适宜在湖北省芝麻产区种植	植株高166.1 cm左右；蒴果中等大小，籽粒中等大小，种皮白色；单株蒴平均91.7个，每蒴平均65.4粒；千粒重约2.68 g	含油量56.15%，粗蛋白含量19.87%；茎点枯病和枯萎病发病率较低
中芝35号	适宜在江西省芝麻产区及邻近省份种植	中芝35是以芝麻野芝2号与骨干亲本豫芝4号杂交回交选择育成；种皮纯黑，籽粒大而饱满，千粒重约2.85 g；夏秋播全生育期平均84.4 d，属中熟品种	含油量45.3%以上，粗蛋白质含量16.1%以上；茎点枯病和枯萎病发病率低；具有较好的抗倒伏和耐渍特性

夏季我国南方地区雨水较多，往往会出现农作物受涝情况，尤其江淮地区长期存在渍涝害和病害等制约因素，严重制约芝麻生产发展。农业科研人员采取加大选择压力、同步定向和异地穿梭育种技术路线育成中芝13。该品种于2003～2004年连续两年参加国家（江淮片）区试，在多数试点因前期阴雨连绵和后期大雨大风等不利气候胁迫导致区试产量较低情况下，中芝13表现出了高强的耐湿抗逆性，居参试品种第一。通过人工湿害胁迫处理，中芝13在光合特性、保护酶活性等生理生化指标和萎蔫率、死株率和湿害产量等表型指标均显著优于江淮主产区主栽品种。

中芝13在鄂豫皖赣4省生产试验中，12个试验点全部增产，平均亩产 75.95 公斤，比对照增产 13.38%。该品种品质优，外观品质好，区试平均含油量 56.58%，比对照高 0.56 个百分点，芝麻种色纯白，薄皮大粒，适合榨油、食品加工等多种用途。中芝 13 因具有"三高一广"的特性——高耐湿、高抗病、高产、广适应性，已在我国黄淮和长江流域主产区的湖北、河南、安徽、江西、湖南、江苏等省推广应用，通过引种试种，在新疆、广西、浙江、海南等地均适宜种植并逐渐推广，是目前我国适应性最广的品种之一。

二、从食物与健康科学证据共识的角度解读芝麻食用健康功能
（从现代科学角度解读相关古籍记载）

传统中医学认为，芝麻味甘，性平，入肝、肾经，具有滋补肝肾、生津润肠、抗衰祛斑、益精血、明目通乳等功效。可用于治疗身体虚弱、头晕耳鸣、视物昏花、久咳不愈、发枯不泽、头发早白、贫血萎黄、津液不足、失眠、大便燥结、乳汁不通、尿血等症。芝麻常作为调味品及传统饮食佳品出现在人们的餐桌上，如在拌凉菜时加入的芝麻油，火锅蘸料中的芝麻酱，烧饼表面附着的芝麻籽等。芝麻中含有丰富的营养成分，如蛋白质、脂肪、维生素、矿物质等，尤其是芝麻所含有的功能因子，近年来广受关注与认可。我国原卫生部公布的《按照传统既是食品又是中药材物质目录》（第一批）名单中就有芝麻。

（一）传统中医学对芝麻的评价

《本草纲目》："主治伤中虚羸，补五内，益气力，长肌肉，填脑髓，久服轻身不老，坚筋骨，明耳目，耐饥渴延年，补中益气，润养五脏，补肺气，止心惊，利大小肠，耐寒暑，逐风湿气，疗百病。""胡麻取油，以白者为胜，服食以黑者为良。"

《神农本草经》："主治伤中虚羸，补五内，益气力，长肌肉，填精益髓。"

《抱朴子》："耐风湿，补衰老。"

《本草从新》："胡麻服之令人肠滑，精气不固者亦勿宜食。"

《本草求真》："下元不固而见便溏，阳痿，精滑，白带，皆所忌用。"

陶弘景："八谷之中，惟此为良，仙家作饭饵之，断谷长生。"

《天工开物》中记载："今胡麻味美而功高，即以冠百谷不为过。火麻子粒压油无多，皮为疏恶布，其值几何？胡麻数龠充肠，移时不馁。饵、饴饧得粘其粒，味高而品贵。其为油也，发得之而泽，腹得之而膏，腥膻得之而芳，毒厉得之而解。农家能广种，厚实可胜言哉。"可见芝麻很早就被当作药材用于疗病。

在中国古代，芝麻被视为延年益寿食品，宋代诗人苏轼认为，芝麻能强身体，抗衰老，以九蒸胡麻，同去皮茯苓，少入白蜜为面食，便是一种很好的营养佳品。

（二）"植物有八，芝麻为冠。"为何芝麻被称为"八谷之冠"

八谷通常指黍、稷、稻、粱、禾、麻、菽、麦。八谷中的芝麻被称为"八谷之冠"。陶弘景曾称赞芝麻说："八谷之中，惟此为良，仙家作饭饵之，断谷长生。"芝麻作为我国传统油料作物之一，不单单是因为其独特的香味而受到消费者喜爱，更因为其含有丰富的营养物质。每100 g芝麻约含蛋白质17.73 g、脂肪49.67 g、钙975 mg、铁14.55 mg，丰富的B族维生素及维生素E，维生素E是良好的抗氧化剂。更为引人关注的是芝麻中含有其他种子中所没有的芝麻木酚素类成分，它是芝麻中主要而独特的生理活性物质，是非常优越的天然抗氧化剂，占芝麻籽质量的0.5%~1%，相关研究表明，芝麻酚、芝麻素等具有抗氧化性生理活性功能，在抑制脂质积累、减缓胰岛素抵抗、肝脏保护等方面，具有良好功效。因此将芝麻称为"八谷之冠"一点也不为过。

（三）从食物与健康科学证据共识的角度，科学解读《食疗本草》中记载"（芝麻）主瘖，涂之生毛发"之功能

芝麻含有头发生长所需的必需脂肪酸、含硫氨基酸和多种微量元素，这些营养物质能够有效地防止头发脱落，使头发乌黑亮丽。徐继敏发现，黑芝麻的水提液作用于B16黑素瘤细胞后，可促进黑素瘤细胞酪氨酸酶活性、黑色素的形成和黑素细胞的增殖，证实芝麻能够有效地促进黑色素的生成。

周加莉等人的研究还发现，芝麻中的铜元素对防治白发、保持皮肤弹性等有益。铜元素在体内参与30多种酶和血液的代谢，能够促进铁的吸收、运送、利用和血红蛋白合成，可防止贫血，促进胶原蛋白、弹性蛋白形成。

芝麻中维生素E的含量在众多食品中名列前茅，维生素E具有抗氧化作用，可以阻止体内产生过氧化脂质，从而有效地保护组织细胞的生物膜，改善周围血管血液循环，提高血流量，增加组织器官的血液营养作用，增强机体免疫功能，抵御有害物质对人体组织细胞的危害。它还能清除细胞内衰老物质——自由基，延缓细胞的衰老。另外，芝麻中含量仅占0.5%的芝麻素比维生素E具有更强的抗氧化作用，更能保持机体的青春活力。

（四）从食物与健康科学证据共识的角度，科学解读《本草纲目》中记载（芝麻）"镇定安神"之功能

芝麻味甘，性平，作为安神佳品，可以常服。对于肝肾虚损、精血不足引起的失眠、健忘、头晕等尤为对症。许多安神药方中都有芝麻，其助眠功效可见一斑。日本医学界认为，食用芝麻对神经衰弱有很好的治疗效果，能显著改善失眠症状，运动员每天吃一大匙芝麻可增强神经功能。研究还表明，经常食用芝麻的人，睡眠香甜，智力优异。

芝麻中含有丰富的B族维生素、维生素E、维生素A、维生素D等，这对补脑益髓，安神催眠，促进脑神经的活力具有积极作用。

芝麻中富含的卵磷脂是大脑的"食物"，因为神经之间信息传

递离不开乙酰胆碱，而胆碱是合成乙酰胆碱的前体，卵磷脂在人体内主要水解成胆碱、甘油磷酸及脂肪酸等，因此卵磷脂是神经信使——乙酰胆碱的供体。乙酰胆碱作为神经细胞传递的化学物质，其含量越高，信息传递的速度越快，记忆力也越强。国际卵磷脂学会主席、药物学家伊斯雷尔哈宁指出，大剂量的卵磷脂可改善老年人的记忆力和老化的脑细胞活力，对正在生长发育的儿童效果更佳。

高秀娟采用脑缺血大鼠模型，通过对大鼠腹腔注射芝麻酚的方式，研究芝麻酚对神经保护的作用。结果发现，连续注射 7 d 后，大鼠体内的氧化应激反应明显变弱，一些炎症反应也得到控制，同时神经细胞的凋亡也变缓，说明芝麻酚对神经有一定保护作用。

综上所述，芝麻中所含有的功能性因子及营养素对人体神经有修复、保护的作用，所以食用芝麻可以起到"镇定安神"的功效。

（五）从食物与健康科学证据共识的角度，科学解读《本草纲目》《食疗本草》《千金要方》中记载（芝麻）"填精、益髓、补血"之功能

矿物元素对人体内的细胞代谢、生物合成及生理生化功能起着重要作用，对人体内血红蛋白的合成，对皮肤、骨骼和性器官的正常发育都有重要作用，并与造血和脂肪代谢关系密切。

芝麻中含有丰富的硒，是食物中含硒量最高的种类之一。缺硒会导致人体机能下降，感染病毒性疾病的危险明显增大。相关研究证明，硒是红细胞中抗氧化剂的重要成分，充足的硒可使这种抗氧化剂

有效地将人体内的过氧化氢转化为水；此外，含有硒的多种酶能够调节甲状腺的机能，参与氨基酸的合成，提高人体免疫力。

钙是人体中含量最多的矿物元素，是人体骨骼的重要组成成分，芝麻的钙成分含量很高，每100 g黑芝麻超过800 mg，食用芝麻制品可以有效补充人体所需的钙元素，防止骨质疏松，有利于儿童的骨骼发育。

芝麻中铁的含量是菠菜的3倍，芝麻在食用前经过脱皮加工后，不会影响铁元素的吸收。铁主要有促进发育、增加对疾病的抵抗力、调节组织呼吸、防止疲劳、构成血红素、预防和治疗因缺铁而引起的贫血等功效。多食用芝麻可防止缺铁性贫血以及代谢紊乱引起的心血管疾病、免疫功能下降等。

陈鸿宇团队研究发现，与鸡蛋相比，芝麻中测量的21种营养素中有17种接近或超过鸡蛋，尤其是芝麻中的维生素E与钙分别是鸡蛋的3.5倍、12倍。耿薇等利用微波消解法分别测定了黑芝麻和白芝麻中的矿物元素，发现芝麻中含有钙、磷、镁、钾、硒、锌等18种矿物元素，黑芝麻中矿物元素的含量高于白芝麻。

（六）从食物与健康科学证据共识的角度，科学解读《本草纲目》中记载（芝麻）"润养五脏"之功能

肝脏是人体重要的代谢器官，进入人体各种物质的代谢转化及解毒过程主要是在肝脏中完成。导致肝脏受损的因素有很多，如酒精、化学毒物、医源性药物等，都能对肝脏造成损伤。

魏艳静等人对采用酒精灌胃法建立大鼠酒精性肝病模型，研究芝

麻素对酒精性肝损伤的保护作用,发现芝麻素能显著抑制大鼠血清中谷丙转氨酶(ALT)、谷草转氨酶(AST)、γ-谷氨酰转肽酶(γ-GT)的水平,同时能显著增强超氧化歧化酶(SOD)的活性,减少氧化代谢产物丙二醛(MDA)的含量(MDA含量是反映机体抗氧化潜在能力的重要参数,可以反映机体脂质过氧化速率和强度,也能间接反映组织过氧化损伤程度),芝麻素对酒精性肝损伤有一定的保护作用。

代利等人利用芝麻素对健康雄性高脂模型大鼠与正常对照组分别进行人工干预,通过测定肝大鼠体内肝脏总胆固醇、甘油三酯、低密度脂蛋白胆固醇、超氧化物歧化酶、丙二醛的数据表现,发现芝麻素能降低肝脏各脂质指标,提高SOD活性,降低MDA含量,抑制CYP2E1的表达,进而减轻肝组织脂肪变性程度。

雷红等人还发现,芝麻素不仅能明显抑制高脂饮食非酒精性脂肪肝小鼠中的血脂水平,还能调节小鼠血清中游离脂肪酸的比例,提高不饱和脂肪酸中亚油酸(C 18:1)、亚油酸(C 18:2)和花生四烯酸(C 20:4)的比例,降低饱和脂肪酸中软脂酸(C 16:0)和硬脂酸(C 18:0)的比例,对血脂代谢调节有良好的影响。

(七)从食物与健康科学证据共识的角度,科学解读《神仙服食》中记载(芝麻)"食之能除一切痼疾,久服长生,肥健人,延年不老"之功能

Liu等研究发现,在高脂、高果糖诱导的小鼠肥胖模型中,芝麻酚可以在不影响能量摄入的情况下,显著性抑制高脂、高果糖膳食引起的小鼠体重增加，下调血清甘油三酯、总胆固醇、高密度脂蛋白胆固醇等脂质水平，降低瘦素、脂联素、抵抗素等激素水平，进而调节高脂、高果糖膳食引起的肥胖。结果表明，芝麻酚可能是通过调节脂肪酸合成分解过程及改善胆固醇代谢而抑制肥胖的发生。

孙亚莉通过动物实验发现，芝麻酚可调节胰岛素信号，促使线粒体膜电势降低，进而抑制细胞凋亡，促进葡萄糖代谢，对肥胖有很好的改善作用。

乔青莲的研究发现，对实验小鼠进行高脂、高果糖膳食处理和芝麻酚处理后，芝麻酚能够显著抑制高脂、高果糖膳食引起的小鼠体重增加，但不影响其能量摄入。

现代科学系列研究成果证实了芝麻中存在对肥胖起到缓解抑制的功能组分，进而验证了"久服长生""延年不老""轻身"等古籍对芝麻的记载。

（八）从食物与健康科学证据共识的角度，科学解读《抱朴子》中记载（芝麻）"久服长生"之功能

《抱朴子》记载："胡麻按法服食，服至百日，能除一切痼疾，一年身面光泽，不饥；二年白发返黑，三年齿落更生，四年水火不能害，五年行及奔马，久服长生。"人体在代谢活动中会产生自由基，通常情况下，自由基的产生和去除处于平衡状态，但是当自由基含量过多时就会打破平衡，对人体不利。现代医学认为，机体的衰老以及某些疾病的产生与体内氧化自由基的产生密切相关，芝麻中的特征功

能成分芝麻木酚素类物质有很强的抗氧化、清除自由基的能力。

汪学德利用D-半乳糖导致衰老小鼠模型，用芝麻木酚素提取物进行人工灌胃干预，然后通过测定小鼠的超氧化物歧化酶、谷胱甘肽过氧化物酶（GSH-PX）酶活力的变化来体现提取物在小鼠体内的抗氧化功效。结果发现，芝麻木酚素提取物对小鼠中的SOD、GSH-PX酶活力具有显著降低且抑制的作用，不同的酶对于芝麻木酚素的剂量需求有所不同，总体上均呈现剂量效应。

蔡亮亮的研究发现，芝麻素对1，1-二苯基-2-三硝基苯肼（DPPH）清除率达到90%，与维生素C对DPPH的清除率相当；对羟基自由基的清除率达到79%。

张丽霞等人以添加芝麻林素的精炼大豆油为原料煎炸土豆条。结果表明，180℃的煎炸温度下煎炸土豆条，芝麻林素的添加对煎炸大豆油的过氧化值、茴香胺值、黏度、透光率的增加具有一定的抑制作用，对酸价的影响不明显，添加芝麻林素能够延长煎炸油的氧化诱导时间，减缓多不饱和脂肪酸的氧化；延缓VE的分解率。

杜淑霞等人将芝麻酚与没食子酸丙酯（PG）和二叔丁基羟基甲苯（BHT）的抗氧化效果进行对比研究，将这三种物质加入花生油中，得出芝麻酚的抗氧化活性介于PG和BHT之间，但芝麻酚的抗氧化效果更稳定些。将这三种物质加入猪油中，芝麻酚的浓度越高，抗氧化效果则越好。

芝麻木酚素类物质具有良好的抗氧化与清除自由基的能力，可印证《抱朴子》一书记载的"久服长生"的观点。

（九）传统中医学典籍记载中含有芝麻的知名药方

1. 胡麻延寿丹

成分：胡麻，秋石，何首乌，生地黄，甘草（春季）。

主治：交通心肾，水火既济，坎离交媾，祛宿病，生新血，乌须黑发，聪耳明目，健步，保生延年。——《扶寿精方》

2. 大胡麻散

成分：胡麻子，苦参，荆芥，何首乌，威灵仙，防风，石菖蒲，牛蒡子，菊花，蔓荆子，白蒺藜，甘草。

主治：风热瘾疹瘙痒。——《古今医统大全》

3. 胡麻膏

成分：胡麻油，腊月猪脂，乌鸡脂，丁香，甘松香，零陵香，芎䓖，竹叶，细辛，川椒（去目），苜蓿香，白芷，泽兰，大麻仁，桑根白皮，辛夷，桑寄生，牡荆子，防风（去芦头），杏仁（汤浸，去皮尖双仁），莽草，柏叶。

主治：长发，令速生及黑润。——《圣惠》

4. 胡麻将军散

成分：二花，当归，穿山甲，牛子，山栀，黄芩，黄檗，黄连，大黄，芒硝，大胡麻，小胡麻，甘草。

主治：酒伤成癣成疳，虫毒入腹，通身浮肿，肚腹膨胀疼痛，大烧不退，气喘不安，肠鸣不休。——《点点经》

5. 胡麻散

成分：胡麻子，何首乌，蔓荆子，威灵仙，九节菖蒲，苦参，荆芥穗，菊花，沙苑白蒺藜，鼠粘子（炒）。

主治：五癞，头面遍身生赤黑，麻木，鼻内闻腥秽。——《普济方》

6. 胡麻丸

成分：胡麻，防风，威灵仙，石菖蒲，苦参，白附子，独活，甘草。

主治：治癞风初起，皮肤作痒，后发癞风，渐至开大者。——《外科正宗》

7. 胡麻汤

成分：胡麻，熟干地黄，人参（去芦头），甘草（炙微赤，锉），麦门冬（去心，焙），藁本。

主治：虚劳绝伤羸极，气少不足，四肢消瘦。——《圣惠》

8. 胡麻续肌散

成分：胡麻，天麻，乳香。

主治：大风癞疾。——《圣济总录》

9. 胡麻饮

成分：人参、胡麻仁、橘皮、枇杷叶各等分。

主治：呕哕。——《普济方》

（十）古法"九蒸九晒"炮制芝麻的原理

"九蒸九晒"芝麻最早见于晋朝葛洪的《抱朴子》一书，认为它善养"先天之本"。《本草纲目》记载："凡修事以水淘去浮者，晒干，以酒拌蒸，从巳至亥，出摊晒干。"古人常用"九蒸九晒"法提高药材的药性和功效。唐朝"药王"孙思邈和明朝"药圣"李时珍都非常推崇芝麻的这种炮制方法，说明"九蒸九晒"法必有其独特之处。

"九蒸九晒"是最常见的中药炮制方法，通过蒸晒等方式，纠偏药材药性或增加药物成分，从而能更好地发挥药材药效，充分发挥其食用和药用价值。"九蒸九晒"一方面是通过汽蒸来降低芝麻的滋腻黏稠性质，让芝麻变得软烂，更容易被人体消化吸收；另一方面是通过日晒来分解芝麻里的毒性和杂质，提纯芝麻物质成分，提高药效，从而使药性更纯净、更平和。

（十一）含有芝麻的知名中成药组方

中国传统医学中，"生发、养发"药方中一味重要的原料即为芝麻。

滋补生发片

【成分】当归，地黄，川芎，桑葚，黄芪，黑芝麻，桑叶，制何首乌，菟丝子，枸杞子，侧柏叶，熟地黄，女贞子，墨旱莲，鸡血藤。

消白软膏

【成分】蛋黄，丁香，黑芝麻，芥子，阿育魏实，羊脂。

生发丸

【成分】制何首乌，补骨脂（盐制），牛膝，当归，茯苓，枸杞子，菟丝子（盐制），女贞子，墨旱莲，桑葚，黑芝麻，熟地黄，桑寄生，沙苑子，蛇床子，紫河车，骨碎补，黄芪，黄精（制），五味子，灵芝，地黄，侧柏叶，苦参，山楂；辅料：蜂蜜。

七宝美髯丸

【成分】制何首乌，菟丝子（炒），茯苓，当归，枸杞子（酒蒸），牛膝（酒蒸），**补骨脂（黑芝麻炒）**；辅料：蜂蜜。

固肾生发丸

【成分】熟地黄，枸杞子，羌活，制何首乌，川芎（酒蒸），木瓜，女贞子（盐蒸），当归，桑葚，丹参，党参，**黑芝麻**；辅料：红氧化铁，滑石粉，乙醇，胭脂红，蜂蜜，糊精，虫白蜡。

益肾乌发口服液

【成分】何首乌（黑豆酒炙），当归，**补骨脂（黑芝麻炒）**，枸杞子，沙苑子，茯苓，牛膝；辅料：蜂蜜，蔗糖，防腐剂（苯甲酸钠）。

颈痛灵胶囊

【成分】熟地黄，制何首乌，**黑芝麻**，当归，丹参，黄芪，葛根，千年健，地枫皮，枸杞子，白芍，骨碎补，威灵仙，狗脊，蛇蜕，桂枝，牛膝，木瓜，乳香（炒），没药（炒），山药，槲寄生，甘草，人参，鹿茸，人工麝香。

海狗丸

【成分】人参，鹿鞭，鹿茸，狗鞭，蛤蚧，肉桂，熟地黄，枸杞子，花椒，牛膝，黄檗，海马，补骨脂（黑芝麻炒），覆盆子，白芍，当归，桑螵蛸，泽泻，山药，核桃仁，菟丝子，淫羊藿，茯苓，杜仲，阳起石。

桑麻丸

【成分】桑叶，黑芝麻（炒）。

遐龄颗粒

【成分】三七、制何首乌、黄精（制）、枸杞子、菟丝子、楮实子、桑葚、菊花、山楂、黑芝麻（炒）。

首乌丸

【成分】制何首乌、熟地黄、酒牛膝、桑葚、酒女贞子、墨旱莲、桑叶（制）、黑芝麻、菟丝子（酒蒸）、金樱子、盐补骨脂、豨莶草（制）、金银花（制）。

健延龄胶囊

【成分】熟地黄、制何首乌、黄精、黑豆、黑芝麻、侧柏叶、黄芪、山药、茯苓、芡实、西洋参、天冬、麦冬、紫河车、珍珠、琥珀、龙骨。

三、芝麻中的健康功效成分

随着经济发展和生活水平的提高,人们对生活质量,尤其是健康质量愈加关注,进而促使功能性食品行业蓬勃发展。芝麻作为一种重要的药食两用食品,含有丰富的营养素与独特功能组分,引起国内外学者的广泛关注。芝麻中的功能组分,如芝麻木酚素类物质、芝麻肽类物质等,对人体健康具有积极作用,如抗氧化、清除自由基、预防糖尿病、预防肥胖症、预防高血压、抑制肝损伤、修复神经细胞损伤等。下面对芝麻中的健康功效成分进行介绍。

(一)芝麻木酚素类(木脂素类)物质

芝麻中的木酚素类(或木脂素类)物质是一种独特的功能组分,是芝麻中特有的一类内源性抗氧化物质,分脂溶性木酚素、水溶性木酚素。脂溶性木酚素是芝麻中的主要生理活性物质,存在于芝麻籽和芝麻油中;水溶性木酚素是葡萄糖苷化的木酚素,连接1~3个葡萄糖,形成极性较强的糖苷而易溶于水,主要存在于脱脂的芝麻粕中。芝麻木酚素类物质具有较强的抗氧化、护肝脏、调节脂质代谢、降低血浆中胆固醇、延缓衰老、抗高血压、保护中枢神经系统、调节免疫等多种生理活性功能。

1. 影响芝麻木酚素类物质含量的因素

目前已从芝麻中分离出18种木酚素类物质,主要为芝麻素、芝麻林素、表芝麻素、芝麻素酚、芝麻林素酚、芝麻酚等,含量为

0.5%~1.0%。其中，芝麻素、芝麻林素是最主要的木酚素类物质，分别占种子质量的0.2%~0.5%和0.1%~0.3%。种植区域、品种、部位、籽粒的颜色等对均会对芝麻中木酚素类物质的含量造成影响。

我国芝麻种质资源多达4000余份，不同种质资源的芝麻中木酚素类物质的含量具有差异性。高锦鸿等从3800余份芝麻种质资源中选取212份代表性资源，分别在4个不同生态区种植，测定各样品芝麻木酚素类物质的含量，结果发现芝麻木酚素类物质的含量随着种植位置的纬度升高有增加的趋势。

我国云南省西双版纳地区的H65芝麻品种中芝麻素的含量高达0.96%。由日本作物研究所引进的与其本地品种"真漱金"杂交育成关东11号和关东12号两个品种，发现产量与"真漱金"相差不明显，但芝麻素含量均由"真漱金"的0.37%提高至0.87%。

Tashiro团队研究发现，不仅不同品种芝麻粒中的芝麻素含量具有较大差异，就连同一株上芝麻籽粒也存在差异。生长在底部的芝麻籽粒中所含的芝麻素含量最低；接近于顶部的芝麻素含量最高。

不同生长时期芝麻的芝麻素酚的含量有较大的差异，Moazzami等对65份不同成熟期的芝麻样品做了详细的分析，结果如表2-3所示。

表2-3 65份不同芝麻样品种子中芝麻素酚含量的变化（mg/100g）

类别	全开裂蒴果（29）	半开裂蒴果（7）	未开裂蒴果（29）	平均（65）
范围	16~437	110~425	134~720	16~720
平均值	222	269	424	153

由表2-3可以明显地看出，芝麻素酚的含量在不同成熟期的芝麻中存在着较大差异的，未开裂蒴果期的芝麻中的芝麻素酚含量相对较高。

Tashiro团队研究了从中国、墨西哥、哥伦比亚、越南、阿富汗等得到的42种芝麻品种，发现芝麻素含量最低的是含油率44.5%的黑芝麻样品，而芝麻素含量最高的为含油率55.1%的白芝麻样品。我国研究人员通过对212份芝麻样品进行调查研究，也发现了同样的规律：芝麻籽粒颜色与芝麻素含量呈显著负相关，并且随着芝麻籽粒颜色的加深，芝麻素的含量逐渐降低。

2. 芝麻素

芝麻素是芝麻木酚素类物质中含量最高的，约占总木酚素类物质的50%以上。一般情况下其在芝麻籽粒中的含量为0.2%～0.5%，在芝麻油中的含量为0.4%～0.8%。芝麻素是由两个亚甲基二氧基苯基团与中央的四氢康基呋喃核相连而成，通常是片状或粉末状的白色固体，经溶剂处理结晶后为白色针状晶体。

芝麻素是芝麻木酚类物质中稳定性是最高的。张丽霞等对压榨法和水代法这两种不同制油工艺对芝麻素的影响进行了方差分析，研究结果显示，压榨法芝麻香油和水代法芝麻香油中芝麻素含量差别不显著（$P>0.05$），无论是压榨法芝麻香油还是水代法芝麻香油，芝麻素的质量分数均在0.66%～0.72%。由此可以说明，不同的加工工艺以及高温条件对芝麻素的稳定性没有较大影响。但芝麻素可能在机体代谢情况下较易分解转化。Nakai等对芝麻素代谢途径研究时发现，芝麻素甲二氧苯基在肝脏酶作用下会开裂，转换为带有两个羟基的儿茶酚体，这也说明芝麻素可能会在人体内发挥较强的功能活性。

与芝麻素不同，芝麻酚在一些特定条件下会表现出较弱的稳定性。陈锦英等采用分光光度法研究了光照、温度、pH、金属离子、氧化剂对芝麻酚稳定性的影响，结果发现，上述因素对芝麻酚稳定性的影响效果和强度不相同。芝麻酚在避光、室内自然光、日光光照条件下的残留量均无显著变化，说明含芝麻酚的产品无须避光保存；芝麻酚在pH为5时残留率最大，稳定性最好，而且强酸性条件（pH<5）对芝麻酚的破坏效果强于碱性，因此芝麻酚的使用条件为中性或弱酸性；不同浓度的Zn^{2+}、Mg^{2+}和低浓度的Fe^{2+}对芝麻酚残留量基本无影响，芝麻酚可以与含Zn^{2+}、Mg^{2+}的食品添加剂同时使用；空气中的氧对芝麻酚的稳定性有一定影响，芝麻最好密封保存；氧化剂H_2O_2、Fe^{3+}对芝麻酚的稳定性影响明显，具有明显的破坏作用，而且H_2O_2及Fe^{3+}与芝麻酚的作用机理不同，因此芝麻酚不能与强氧化剂同时使用。

3. 芝麻素酚

芝麻素酚的结构与芝麻素非常相似，主要差异是芝麻素上的一个亚甲基二氧基苯环上的氢被羟基取代。其核磁共振（^1H-NMR）分析数据和芝麻素仍有较大差别，如表2-4所示。芝麻素酚具有很强的热稳定性，能够在180℃下保持10 h不变。

表2-4 芝麻素酚和芝麻素 ^{1}H-NMR数据表

Proton No.	芝麻素酚	芝麻素
H-1/5	3.14（2H, m）	2.88（2H, m）
H-2/6	4.76（2H, d, J=3.8）	4.75（2H, d, J=4.0）
H-4a/8a	3.86（2H, m）	3.74（2H, d, d, J=4.0 & 8.5）
H-4e/8e	4.36, 4.14（2H, m）	4.10（2H, d, d, J=4.0 & 8.5）
-OCH2O-	5.90, 5.97（4H, s）	5.92（4H, s）
H-2'/5'	6.46, 6.53（2H, s）	（Ar-H）
H-2''/5''/6''	6.80, 6.86（3H, m）	6.83（2H, m）
Ar-OH	7.6（1H, s）	

注：内标为TMS，溶液为CDCl3，200MHZ。

芝麻素酚是木脂素类化合物的一种，为脂溶性苯酚类有机物。芝麻素酚主要有两种来源：一是原本存在芝麻籽粒中的部分；二是在芝麻油加工过程中，由其他相关木酚素转化而来。芝麻素酚由于自身的特殊性，其本身的含量与不可控因素很多，目前对芝麻素酚的研究还非常有限。

Masyasu Nagata等人对芝麻素酚的同分异构体进行了深入研究，从工业脱色、脱臭的未焙炒芝麻油残渣混合物中分离出4种芝麻素酚同分异构体Fr.A、Fr.B、Fr.C和Fr.D。通过正离子色谱分析发现，这4种物质具有相同的分子离子峰，并且M+：370。通过1H-NMR色谱图发现其具有4个相同的环。经过X-衍射分析晶体发现，Fr.A和Fr.B是由芝麻林素分子转化而来。以内环上H的不同位置作为分类的依据，Fr.A与芝麻素的结构极其类似，故将Fr.A命名为6-表芝麻素酚（6-episesaminol），Fr.B命名为2-表芝麻素酚（2-episesaminol）；Fr.C的H介于6-表芝麻素酚和2-表芝麻素酚之间，命名为芝麻素酚（Sesaminol）；Fr.D定为双芝麻素酚（Diasesaminol）。

1986年，日本研究人员Y. Fukuda从未经焙炒的芝麻油流过酸性白土进行脱色精炼的过程中，提取出芝麻酚、芝麻素、芝麻林素，同时发现一种新物质，经进一步鉴定为芝麻素酚，最早提出芝麻素酚的结构，紫外波长和片段扫描显示，最大吸光波长为228 nm和287nm。1987年，Masyasu Nagata等从市场销售的芝麻油中分离和鉴定出芝麻素酚的4种同分异构体，认为芝麻素酚是由芝麻林素转化而来。2000年，韩国研究人员Ryu Sun-oh等从芝麻油和芝麻饼粕中分离纯化出芝麻素酚；2006年，日本研究人员Arun Nair等通过发酵技术制备芝麻素酚，但并未公布所用原料和菌株。

4. 芝麻林素

芝麻林素在芝麻籽粒和芝麻油中的含量分别为0.1%～0.3%和0.2%～0.6%，仅次于芝麻素，与其不同的是，芝麻林素是芝麻木酚素类物质中最不稳定的一种。

芝麻林素在高温条件下易分解转化。张丽霞等研究了不同的红外烘焙温度和时间对水代芝麻油中木酚素的影响，发现随着烘焙温度升高和时间的延长，芝麻素的含量在0.66%～0.70%之间变化，芝麻林素含量逐渐减少，芝麻酚含量呈上升趋势。这是因为焙炒过程中，芝麻林素对热不稳定，受热后易在其2号碳位置处发生断裂降解为芝麻酚或芝麻酚二聚物。Lee等也发现在230℃～247℃下，随着芝麻林素含量的减少，芝麻酚持续产生。Fukuda团队利用HPLC法测定了芝麻油在120℃、160℃、180℃、200℃的加热温度下其中的芝麻林素的变化，发现随温度的升高，芝麻林素含量逐渐降低。

稀质子酸可促进其分解。Fukuda等研究了在150℃下，芝麻林素在液体石蜡、硬脂酸、油酸和甲基硬脂酸盐中的变化，发现自由羧基能促进芝麻林素分解。芝麻林素在液体石蜡中无变化，在甲基硬脂酸盐中分解缓慢，而在油酸和硬脂酸中降解剧烈。

李雪芳等研究在限定实验条件下芝麻酚和芝麻素酚含量变化一致，都是呈先增加后减少再趋于平缓的趋势，与芝麻林素含量变化趋势正好相反，进而可以推断，芝麻林素是芝麻素酚和芝麻酚的前体物质。

芝麻林素在高温、酸条件下较易发生分解反应，Huang等发现在以甲苯为溶剂，酸性阳离子交换树脂为催化剂的加热体系中，芝麻林素易分解生成芝麻酚，并在其断裂生成芝麻酚的过程中发生官能团的转移生成了芝麻素酚。

5. 芝麻木酚素类物质（芝麻素、芝麻酚）抑制癌细胞和肿瘤的作用

郑珍玉等研究发现，芝麻素对人肺腺癌A549细胞株具有抑制增殖作用，且随着浓度和时间的增加，抑制增殖能力越强，同时，初步阐明了芝麻素诱导癌细胞凋亡的机制是由死亡受体通路和线粒体通路共同完成凋亡的启动和执行，且诱导凋亡作用机制可能与细胞周期发生S期阻滞有关。

孙方博等研究发现，芝麻素对结肠癌SW480细胞株增殖抑制率的变化，确定了半数抑制浓度（IC50），表明芝麻素对人结肠癌SW480细胞株具有抗增殖及诱导肿瘤细胞凋亡的作用，其机制可能是通过激活caspase-3和caspase-8从而影响凋亡通路实现。

卞红磊、魏艳静等通过芝麻素对H22肝癌荷瘤小鼠和对S180荷瘤小鼠抑制癌细胞表达等方面的研究，得到小剂量的芝麻素对癌细胞的生长有一定的抑制作用，但是比不上传统的抗癌药物环磷酰胺，环磷酰胺对癌细胞有较好的抑制作用，但是相比于芝麻素毒副作用小的优点，环磷酰胺也并非首选。

金永彪等选择人肺腺癌细胞株，并在体外进行培养，测定芝麻素、长春瑞滨、芝麻素协同长春瑞滨对人肺腺癌细胞株的抗增殖作用。发现低浓度的芝麻素具有一定的抑制人肺腺癌细胞株增殖的作用；芝麻素协同长春瑞滨联合作用于人肺腺癌细胞株具有显著的抑制作用和协同抗恶性肿瘤细胞作用；从形态学角度分析，芝麻素及长春瑞滨均对人肺腺癌细胞株有诱导作用，且联合用药更为显著；芝麻素与长春瑞滨对人肺腺癌细胞的抑制具有协同作用，与单药使用长春瑞滨相比，联合使用可减少长春瑞滨的用药剂量；芝麻素联合长春瑞滨主要抑制细胞周期，发挥抗肿瘤作用；芝麻素协同长春瑞滨作用人肺癌细胞株后可促进caspase-3的活化。

白金权等的研究也表明，芝麻素联合吉西他滨可协同抑制A549细胞，并且表明其机制可能与提高细胞浆内Ca^{2+}浓度进而诱导细胞凋亡，激活caspase通路有关。

张东旭等通过抑瘤试验、延长生命试验、免疫试验及增效减毒试验进一步验证芝麻素的作用，为其进入临床提供实验依据。研究表明，芝麻素具有抗肿瘤作用，与环磷酰胺或5-氟尿嘧啶联合应用于肿瘤治疗，具有明显的协同增效作用和减毒作用。

林晓慧等以肝癌细胞Hep G2为模型进行毒性作用及抗增殖活性研究，通过相关性分析发现，阿魏酸、芝麻酚和松脂素对肝癌细胞株Hep G2表现出显著的抗增殖活性，且抗增殖活性由大到小为芝麻酚、松脂素和阿魏酸。由此可以看出，芝麻酚对肝癌细胞增殖具有较强的抑制能力。

6. 芝麻木酚素类物质（芝麻素、芝麻酚）在保护神经与减少细胞凋亡方面的作用

Cheng等研究显示在脑缺血损伤沙鼠模型中，芝麻素预处理可以使脑梗死体积减小56%，显示了芝麻素强大的神经保护作用。Mohd等也证实，芝麻素能够降低MCAO模型大鼠引起的神经元死亡，而这种神经保护作用主要归因于它的抗氧化作用。Hou等通过体外培养神经元，建立神经元缺氧模型。结果显示，芝麻素既可以有效减少缺氧条件下神经元的损伤，也能降低该条件下PC12细胞的损伤。

路璐等通过探究芝麻酚对小鼠骨髓c-kit阳性细胞辐射损伤的保护作用，发现芝麻酚可显著提高小鼠c-kit阳性细胞的细胞活力和集落形成数量。

孙亚莉通过探究芝麻酚对高脂、高果糖的"西方"膳食模式引起的中枢神经系统胰岛素抵抗和学习记忆障碍的干预作用，利用Morris水迷宫行为学测试发现，芝麻酚可改善HFFD引起的学习记忆能力障碍，发现芝麻酚可上调小鼠脑部ERK/CREB/BDNF分子通路，增加神经营养因子的mRNA和蛋白的表达。由此可以看出，芝麻酚对脑部学习记忆功能和神经营养因子具有改善作用。

高秀娟利用芝麻酚对脑缺血再灌注的大鼠模型进行干预实验，发现芝麻酚显著抑制氧化应激反应，减轻炎性反应，同时发挥抗凋亡特性，从而起到保护神经的作用；芝麻酚作为脑缺血再灌注损伤的神经保护剂，可能会有较好的开发和应用前景。

芝麻素、芝麻酚在保护神经与减少细胞凋亡方面有显著效果，表明芝麻中的这两种功能组分有望为糖尿病周围神经症的预防和治疗提供有效的方法。

7. 芝麻木酚素类物质对糖尿病的调节作用

刘江辉等对芝麻多酚粗提物的纯化工艺及其抗蛋白质非酶糖基化形成的抑制活性进行了研究。结果表明，芝麻多酚粗提物以及纯化后组分Ⅰ和组分Ⅱ对蛋白质非酶糖基化的生成具有明显的抑制作用，抑制作用与其浓度之间存在剂量效应关系，抑制效果均优于阳性对照品氨基胍。

张蓉等人研究了芝麻酚在体外对糖代谢相关的α-葡萄糖苷酶活性的抑制作用及机理。结果也发现芝麻酚能显著抑制α-葡萄糖苷酶活性，半数抑制量（IC 50）为1 mg/mL，抑制类型为可逆性非竞争抑制，抑制常数Ki为14.93 mg/L。

因此，芝麻酚类物质可作为潜在的预防糖尿病的膳食功能因子，对糖尿病的预防发挥积极作用。

8. 芝麻木酚素类物质对预防及辅疗高血压症的作用

胡晓恒等发现，芝麻木酚素类物质能够通过抑制氧化应激反应、减轻血管内皮损伤的机制来降低肾型高血压大鼠的血压水平。王宇随机选取肾型高血压大鼠模型，利用芝麻木酚素提取物对其进行干预，发现一氧化氮（NO）含量明显上升，SOD活性也显著上升，大鼠血压和心率得到改善，可能是通过升高血清NO，继而降低内皮素含量，增强抗氧化作用。

张俊秀等观察芝麻素对自发性高血压大鼠（SHR）的降压作用，探讨其可能机制。结果表明，芝麻素可能具有上调主动脉中一氧化氮合酶（eNOS）mRNA的表达，提高eNOS蛋白的表达，直接使内皮细胞合成和释放NO增多；下调主动脉NADPH氧化酶p22 phox和p47 phox mRNA的表达，减少O^{2-}等的来源，减少NO失活、恢复NO活性，最终发挥降血压的作用。

李伟探讨了芝麻素对自发性高血压大鼠主动脉NO生物活性影响的机制。结果说明，芝麻素可以有效地降低SHR血压，改善主动脉内膜的病理损伤，提高主动脉内皮依赖性的舒张能力；芝麻素可能通过增强SHR主动脉NO生物活性改善血管内皮功能障碍，来降低高血压，其机制可能是通过上调Phospho-e NOS蛋白和抑制e NOS二聚体的破坏来提高NO生物合成；还可能通过下调p47 phox蛋白和改善e NOS脱偶联来减少

O_2^-的产生,从而降低NO氧化失活。

9. 芝麻素提取分离方法

芝麻中主要木酚素类物质——芝麻素在食品生产中已被广泛应用,如产自日本,品牌为ISDG的营养补充剂"黑醋蒜+芝麻素"中的主要原料就有芝麻素。针对芝麻素提取分离方法,可分为蒸馏浓缩、溶剂提取法、溶剂重结晶法、溶剂色谱法等。

蒸馏浓缩工艺:钟仲等通过分子精馏技术对芝麻油进行浓缩,获取的芝麻素粗品中芝麻素的含量为14.8%,粗品回收率为3.8%,芝麻素转移率为91.2%。Tatsuhik Ozaki等采用分子蒸馏技术对芝麻油进行减压蒸馏提纯后,得到的芝麻素和芝麻林素含量达70%。

溶剂提取法工艺:Suj等先用甲醇作为溶剂对芝麻饼中芝麻素进行提取,然后再用不同极性溶剂进行多次萃取,经浓缩后得到含量较高的芝麻素提取物。提取过程中采用索氏提取法,以甲醇为溶剂,提取时间16小时,经过滤后,在高真空或氮气条件下,去除溶剂得到芝麻素含量为0.893%的芝麻素提取物。蔡亮亮利用90%乙醇从芝麻粕中获取芝麻素含量为12.94%的溶液,通过AB-8大孔树脂对芝麻素进行纯化,获得含量为70.56%的芝麻素。

溶剂重结晶法工艺:刘元法等用乙醇对芝麻油进行提取,料液比为1:2(v/v),在一定温度下搅拌,静置,取上层液,旋转蒸发,去除溶剂,加入溶剂洗涤,搅拌,抽滤,所得滤液静置结晶,过滤、干燥,所得结晶物为芝麻素粗品,用丙酮—异丙醇溶液对其进行重结晶,所得晶体中芝麻素含量为94%。

溶剂色谱法工艺：Amarowicz等采用醇或醇水溶液对芝麻油进行提取，浓缩后用石油醚洗涤，去除油脂，得到芝麻素粗品，然后经柱色谱、RP-HPLC色谱对其进行分离提纯，得到高纯度的芝麻素。Yasuko Fukuda等用丙酮进行提取，经冷冻干燥除去甘油酯，真空浓缩，得到芝麻素粗品，最后用硅胶柱色谱和薄层色谱对其进行分离，得到芝麻素。

（二）芝麻蛋白与芝麻蛋白肽类物质

1. 芝麻蛋白的分类

芝麻籽粒中蛋白质平均含量为19%~31%，芝麻蛋白中的可溶性蛋白按溶解度可分为清蛋白、球蛋白、醇溶蛋白和谷蛋白，含量分别为8.6%、67.3%、1.3%、6.9%。球蛋白是主要的芝麻蛋白，球蛋白中80%为α-球蛋白。根据沉降系数不同，可将其亚基分为三种，分别为2S、5S、13S，含量分别为20%、10%、70%。13S球蛋白是芝麻蛋白中的主要组分，芝麻13S球蛋白比大豆11S球蛋白具有更高的凝胶硬度、咀嚼性以及胶黏性，但芝麻13S球蛋白凝胶与大豆11S球蛋白凝胶相比，持水性较差，几乎不溶于稀盐溶液、酸性和中性溶液，芝麻13S球蛋白的凝胶化易受到限制。李园研究发现，把脂肪酸盐（油酸钠或亚油酸钠）与芝麻蛋白以75:1的摩尔比混合时，得到的蛋白凝胶较柔软且持水力和透明度都显著增加。

2. 芝麻蛋白的功能性质

蛋白质的一般功能性质具体主要包括溶解性、吸水持水性、乳化性、起泡性、黏度、凝胶作用等。然而对于芝麻蛋白来讲，水溶性差和凝胶体系的不稳定性是芝麻蛋白在食品工业中应用的关键突破点之一。

（1）溶解性。对于蛋白质来说，溶解度越大，其功能特性越强。芝麻蛋白的等电点在pH为4.5左右，易溶于稀酸稀碱溶液中，不易溶于水；在一定范围内，温度的升高促进芝麻蛋白质的溶解，在50℃时溶解性最好。

（2）吸水持水性。蛋白质持水性的好坏可直接影响感官品质。李凤霞等研究发现，芝麻蛋白的吸水能力为0.103 g/g，低于大豆分离蛋白，但高于酪蛋白。

（3）乳化性。银玉容等研究发现，芝麻蛋白在碱性液体中具有良好的乳化性能，在芝麻蛋白等电点附近的乳化性能很差，当pH为4.5时，乳化性能最差；并且指出芝麻蛋白的溶解度和乳化性能之间存在一定的相关性。

（4）起泡性。芝麻蛋白的起泡性较差，在分散体系中，它具有比其他主要油料作物蛋白更低的起泡性能。芝麻蛋白的起泡能力在pH为7.0时最佳，但泡沫稳定性在pH为2.0时最佳；添加氯化钠可以提高芝麻蛋白的起泡能力和泡沫稳定性，当氯化钠浓度达到0.6 mol/L时，发泡性能和泡沫稳定性最佳，泡沫可保持20分钟，适当增加蛋白质浓度可以提高芝麻蛋白的发泡能力和泡沫稳定性。

（5）黏度。芝麻蛋白的黏度随其浓度的增加而增加，随温度的升高而降低，在温度达到70℃后，黏度几乎不变。

3. 芝麻饼粕的高效利用

芝麻饼粕是芝麻经过榨油之后得到的副产物，芝麻饼粕中含有大量蛋白质、人体必需氨基酸以及丰富的芝麻素。

在榨取芝麻中的油脂之后,芝麻饼粕中的蛋白质含量从20%~22%提高到了38%~50%,含有丰富的必需氨基酸,组成芝麻饼粕蛋白的氨基酸中30%为人体必需氨基酸,尤其是精氨酸、蛋氨酸、色氨酸、半胱氨酸和肌氨酸,含量都高于其他三大油料作物榨油后的饼粕。

芝麻粕的蛋白质含量、必需氨基酸利用率与大豆粕相当,可以提取芝麻粕中的蛋白质用于肉类制品、谷物烘焙制品、植物蛋白饮料及冷食、副食品、调味品、休闲食品、芝麻肽食品等食品的制作。

芝麻饼粕中木酚类抗氧化物含量为0.5%~1.0%,其中芝麻素约占其总量的50%以上。

芝麻粕的凝胶性和乳化能力分别优于大豆粕粉和花生粕粉,吸水和吸油能力与大豆粕粉差不多,发泡能力和稳定性在酸性溶液中时比在碱性溶液中强。去皮脱脂的芝麻粕粉可用于冰激凌、冷冻甜食、香肠、烘焙食品中。

4. 不同加工方式对芝麻粕蛋白中的氨基酸的影响

目前我国市场上常见的芝麻油按加工工艺的不同,主要分为小磨芝麻香油、压榨芝麻香油、冷榨芝麻油和精炼芝麻油,由于制油工艺和加工条件的不同,可能会导致芝麻粕中的氨基酸含量发生变化。

张国治等通过对天然生芝麻粉碎脱脂后的芝麻粕、亚临界萃取后的芝麻粕及高温压榨制油后的芝麻粕分别提取蛋白后,对比了每种芝麻蛋白中氨基酸含量,见表2-5。

表2-5 不用工艺加工后的芝麻粕中芝麻蛋白的氨基酸组成（g/100g）

氨基酸	NSPA	SPSI	SPHS	FAO推荐标准	氨基酸	NSPA	SPSI	SPHS	FAO推荐标准
Asp	7.56	7.54	7.48	—	Val	4.39	4.28	4.57	4.2
Thr	3.64	3.64	2.86	2.8	Met	2.82	2.82	2.74	2.2
Ser	4.59	4.64	3.40	—	Ile	3.66	3.59	3.52	4.2
Glu	17.45	17.44	17.36	—	Leu	6.59	6.44	6.28	4.8
Gly	4.26	4.23	4.16	—	Tyr	3.90	3.86	3.98	—
Ala	4.34	4.29	4.33	—	Phe	4.78	4.74	4.70	2.8
His	2.90	2.90	2.55	2.4	Arg	12.10	12.12	10.46	2.0
Pro	2.98	2.96	2.97	—	Trp	0.88	0.89	0.83	1.4
Cys	1.20	1.20	0.39	2.0	Lys	2.44	2.43	1.25	4.2

注：NSPA表示天然生芝麻粉碎脱脂后的芝麻粕，SPSI表示亚临界萃取后的芝麻粕，SPHS表示高温压榨制油后的芝麻粕。

由上述研究可看出，亚临界萃取后的芝麻粕提取的蛋白质与天然生芝麻粉碎脱脂后的芝麻粕提取的芝麻蛋白中的氨基酸组成基本接近，富含8种必需氨基酸。而且两种芝麻蛋白中苏氨酸、丝氨酸、胱氨酸、赖氨酸、组氨酸和精氨酸的含量明显高于高温压榨制油后的芝麻粕提取的芝麻蛋白中氨基酸的含量。

我国目前传统制取芝麻油的加工工艺，虽然会产生风味较好的"香油"，但是高温焙炒前的处理工艺会令芝麻粕中蛋白质发生变性，氨基酸组成及含量降低，从而限制了芝麻制油加工副产物的经济利用价值。

5. 芝麻蛋白肽的制备方法

在生物体的营养或储藏蛋白中隐藏着某些具有特定结构和特定功能的氨基酸组成，蛋白质的生物学功能就是这些氨基酸组成在起决定性作用，只有将这些氨基酸组成释放出来，才会表现出功能特性。若选择适当的方法将特定氨基酸组成的多肽片段释放出来，将有可能获得相当广泛的生物活性肽。食源性活性肽的安全性、无毒害、无副作用等特点是其成为营养科学界研究热点的重要原因。

水解蛋白质的方法主要有酸水解法、碱水解法和酶水解法以及微生物发酵法。酸碱法水解蛋白虽然操作简单，但存在氨基酸损失严重、水解不易控制、影响肽的结构和功能等缺点，已经很少使用；酶水解法和微生物发酵法由于水解温和，且没有有毒化学品的残留，已成为制备生物活性肽最受推崇的方法，得到广泛应用，下面就针对此两种方法着重阐述。

（1）酶水解法。

① 单一蛋白酶水解法。由于各蛋白酶水解蛋白的作用位点不同，同种蛋白质经不同的蛋白酶水解后，会产生不同氨基酸序列和不同分子量的多肽，表现出不同的生物活性。

在用蛋白酶水解制备生物活性肽时，当底物达到一定的浓度时，酶促反应速度不仅不会提高，反而会迅速下降，其规律不完全符合米氏方程，这是因为某些植物蛋白中可能含有酶抑制剂而发生竞争性抑制。庞广昌等则将此现象解释为当底物浓度过高时，黏度会增加，蛋白质空间结构的复杂性使得蛋白酶无法找到其酶切位点，所以影响了酶促反应的速度和生物活性短肽的获得和得率。因此，酶法制备芝麻蛋白肽的研究中，酶的选择是关键，此外，底物浓度、加酶量、温度、pH、酶解时间也是研究的重点。

赵世光等分别采用胃蛋白酶、木瓜蛋白酶、中性蛋白酶、碱性蛋白酶，对芝麻粕蛋白进行水解，以多肽产率作为衡量各种蛋白酶水解能力的标准，发现碱性蛋白酶的水解效果最好，通过正交试验获得了最佳酶解工艺。

姜美花研究了碱性蛋白酶酶解制备芝麻饼粕ACE抑制肽的条件，在单因素试验的基础上，采用响应面设计进行优化，确定最优酶解条件。通过对酶的筛选试验，木瓜蛋白酶、中性蛋白酶、胰蛋白酶被作为酶解制备芝麻活性肽的最适酶，也对芝麻蛋白表现出良好的水解效果。但胃蛋白酶的作用效果不如上述各酶，分析其主要原因是胃蛋白酶最适pH为2~5，芝麻蛋白的等电点（pI）为4~5，在胃蛋白酶适宜pH条件下，芝麻蛋白的溶解度大幅降低，不利于酶解反应，导致水解效率降低。

② 多酶复合水解。由于酶反应的专一性，限制了单酶作用范围，造成水解效率较低，如果将2种或2种以上的酶复合起来使用，利用不同酶对蛋白质的酶解特异性，可起到增效作用，显著提高酶解效率。此外，复合酶解方法在一定程度上还可以解决蛋白水解的活性肽在口感上有苦味的问题。一些研究表明，多酶复合的水解产物活性明显高于相对应的单酶水解产物的活性。

何东平等采用碱性Alcalase蛋白酶和木瓜蛋白酶的双酶同步方式

酶解芝麻粕。陈义勇等采用木瓜蛋白酶和风味蛋白酶双酶分步水解芝麻蛋白，水解度达到55.76%，明显高于单一木瓜蛋白酶的水解度（46.27%）。唐章晖等通过试验发现，在加酶顺序为碱性蛋白酶、中性蛋白酶、木瓜蛋白酶的条件下酶解芝麻粕，酶解后，总氮回收率达到63.14%，三氯乙酸可溶性氮指数可达55.11%，多肽转换率可达48.99%。

③ 固定化酶技术。固定化酶技术是用物理或化学手段，将游离酶封锁住固体材料或限制在一定区域内进行活跃的、特有的催化作用，并可回收使用的一种技术。由于固定化酶具有稳定性高、易于与反应物分离、可连续使用等优点，具有产业化优势。

高明侠等利用海藻酸钠为载体、戊二醛为交联剂固定化木瓜蛋白酶和中性蛋白酶，水解芝麻蛋白的最佳条件为固液比1∶25、加酶量5 g/L、温度60 ℃、pH为6.0、时间7 h，所得产物中氨基氮含量最高为51.28%。

梁玉杰以自制磁性壳聚糖微球为载体固定化Alcalase碱性蛋白酶，并用该固定酶酶解芝麻饼粕蛋白，通过单因素试验及响应面优化实验，利用Design-Expert软件对实验数据进行分析拟合，得到磁性壳聚糖微球固定化Alcalase碱性蛋白酶酶解芝麻饼粕蛋白制备ACE抑制肽的数学模型，得到最佳工艺条件：加酶量7105.03 u/g、温度59 ℃、pH为10.96、酶解时间4.3 h，在此条件下短肽生成率和ACE抑制率分别为86.35%和65.5%。

（2）发酵法。

微生物发酵法是制备生物活性肽简单且有效的方法。发酵法制备生物活性肽的原理是利用能够产蛋白酶特性的菌株分泌蛋白酶从而水解芝麻蛋白，较酶法而言具有生产周期短、生产成本低的优势，因而成为分离纯化生产生物活性肽简单且有效的方法。但由于安全性问题，能够产蛋白酶并且能被食药监局认可的菌株种类是有限的，主要有米曲霉、黑曲霉、枯草杆菌、地衣芽孢杆菌等，因此在一定程度上限制了其快速发展和应用。

董英等以芝麻饼粕为原料，利用酱油曲霉2128对其进行发酵提取其中的抗氧化物质。结果发现，发酵后提取物的抗氧化性比芝麻木脂素的抗氧化活性有显著提高，但其团队并未确定其抗氧化物质具体的成分组成。

陈学红等以芝麻粕为原料，采用枯草芽孢杆菌对其进行发酵制备芝麻蛋白肽；以芝麻蛋白肽的含量为指标，考察时间、温度、pH对芝麻粕发酵的影响。结果在发酵温度为32 ℃，发酵时间为48 h，发酵液pH为7.0的条件下，所得发酵液中芝麻多肽的浓度最高，为3.585 mg/mL。

钱森和等利用黑曲霉与啤酒酵母菌对芝麻粕进行发酵实验。经过实验研究发现最优发酵条件为：培养基含水量30%，麸皮含量10%，接种量19.69%，黑曲霉与啤酒酵母的接种比例1∶1，发酵温度34.5 ℃，发酵时间36.11 h。在此条件下芝麻多肽含量为7.12%，是原料芝麻粕中肽含量的5.74倍。

6. 芝麻肽的序列结构分析

Daisukee等用美国Waters公司出产的四极杆—飞行时间串联质谱仪（Q-TOF-MS/MS）测定了芝麻活性肽的分子量以及序列结构，得到6个降血压肽的氨基酸序列。Q-TOF-MS/MS的第一个四极杆检测装置的作用是进行全分子离子扫描及选择目标离子进入碰撞室（CID），在碰撞室中离子经活化、解离成碎片离子后，由第二级质谱（TOF）检测出碎片离子峰，给出二级质谱图，根据相关数据库和软件分析串联质谱数据，就能够得到各肽段的一级序列信息。串联质谱法（MS/MS）在芝麻肽的氨基酸顺序测定中是最有效的方法。

Wang Chan等也通过LC-ESI-MS/MS（液相色谱—电喷雾串联质谱联用）分析，得到6个锌离子金属螯合芝麻肽的氨基酸序列。

7. 芝麻肽调节血压的功能

血管紧张素转换酶（Angiotensin Converting Enzyme，ACE）在人体肾素—血管紧张素系统（Renin Angiotensin System，RAS）和激肽释放酶—激肽系统（Kallikrein-kinin Ssystem，KKS）中对血压起着重要的调节作用。在肾素—血管紧张素系统中催化血管紧张素Ⅰ（AngiotensinⅠ）转化为血管紧张素Ⅱ（AngiotensinⅡ）。血管紧张素Ⅱ是调节电解质平衡和心血管活动的主要激素，也是升高血压的主要物质。血管紧张素原（Angiotensinogen）被肾素（Renin）水解为血管紧张素Ⅰ后ACE又将血管紧张素Ⅰ催化为血管紧张素Ⅱ，血管紧张素Ⅱ可增强血管收缩（Vasoconstriction），同时刺激醛固酮分泌（Aldosterone Secretion）从而导致血压升高。在激肽释放—激肽系统中血管紧张素转换酶可使具有扩张血管作用的缓激肽（Bradykinin Degradation）降解失活，从而间接导致血压升高。

通过对降血压机理的研究得知，能抑制体内血管紧张素转化酶的物质便具有降血压的作用。相关研究人员从酶解芝麻蛋白中获得了几种具有明显降血压效果的生物活性肽。Nakano等从芝麻肽粉中分离出6种具有ACE抑制活性的肽，当以1～10 mg/kg的剂量灌胃自发性高血压老鼠时，会发现它们的血压有明显且短暂性的下降。其中ACE抑制活性较强的三种肽为Leu-Val-Tyr、Leu-Gln-Pro和Leu-Lys-Tyr，其IC50值依次为0.92 mol/L、0.50 mol/L和0.48 mol/L。

Chatterjee等从芝麻粕中提取芝麻分离蛋白，然后用胃蛋白酶、木瓜蛋白酶和Alcalase碱性蛋白酶分别对芝麻蛋白进行酶解，超滤处理后得到芝麻ACE抑制肽［<3000Da（道尔顿）］；经MALDI-TOF测序，与现有ACE抑制活性肽的氨基酸序列匹配后，证实了芝麻肽具有ACE抑制活性。

姜美花分别研究分子量<3 kDa、3 k～10 kDa、>10 kDa的3个芝麻肽组分的降压活性，发现分子量越低，降压效果越好，其降压活性与其中包含Arg、Tyr、Ala、Val、Leu、Ile、Gly、Phe等氨基酸有关，这与生物活性肽降血压机理的相关研究结果一致。

梁玉杰以高温芝麻饼粕蛋白为原料，利用自制磁性壳聚糖微球固定化Alcalase酶水解芝麻粕蛋白，将酶解液通过5000 Da超滤膜进行分离纯化，再经葡聚糖G-15凝胶层析分离和脱盐后，得到组分Ⅱ的ACE抑制活性最高，其IC50值为1.624 mg/mL。

小仓亨一等在芝麻粕的嗜热菌蛋白酶消化物中发现具有ACE抑制活性的3个三肽,其氨基酸序列分别是Leu-Ser-Ala、Val-Ile-Tyr、Leu-Val-Tyr,此外还分离出Leu-Gln-Pro、Leu-Lys-Tyr、Ile-Val-Tyr3个降血压肽,这3个肽分别在玉米、南极磷虾、小麦胚芽中被发现过。

8. 芝麻肽对金属离子的螯合功能

多肽金属元素螯合物是多肽与金属离子以共价键结合而成的产物,主要是金属离子可以与多肽中的N-端氨基、C-端羧基、氨基酸侧链以及肽链中的羰基和亚氨基以配位键结合,形成稳定的螯合物。

Wang Chan等从芝麻粕的胰蛋白酶水解产物分离出6个金属螯合肽,分别是Ser-Met、Leu-Ala-Asn、Ile-Ala-Asn、Arg-Lys-Arg、Arg-Gln-Arg、Asn-Cys-Ser;随后合成了Ser-Met、Leu-Ala-Asn、Asn-Cys-Ser 3个金属螯合肽,并对3个合成肽的金属螯合能力进行测定,其中Asn-Cys-Ser表现出最高的对锌和铁的螯合能力,甚至高于还原型谷胱甘肽(GSH)。

Wang Cha进一步的研究发现,芝麻肽中的羧基和氨基,Ser的羟基和Cys的硫基与Zn^{2+}具有很强的键合能力,同时肽键中的羰基或酰胺基和水中的氧元素通过较弱的相互作用定期参与与Zn^{2+}的配位。此项研究证实芝麻活性肽可以与铁、锌元素形成螯合物,加之多肽具有易于机体吸收的特点,可以很好地将其应用于缺铁性贫血、缺锌患者的食物中,在补充相应金属元素的同时,也可以发挥肽独有的功能。在其他食源性肽的研究中发现,多肽还可与钙、铜、硒等金属元素形成螯合物。

9. 芝麻肽的抑菌作用

生物活性肽胞外杀菌机制主要是作用于细菌细胞膜。肽的脂水两亲性结构能够选择性结合于细菌细胞膜形成膜孔道，破坏其胞膜完整性而发挥杀菌作用。

革兰阳性菌细胞膜上的磷壁酸和革兰阴性菌细胞膜上的脂多糖均带有负电荷，当阳离子肽靠近细菌细胞膜时，其能竞争性地取代膜表面上的二价阳离子Mg^{2+}或Ca^{2+}，与磷壁酸或脂多糖之间形成静电引力，进而贴附到细菌胞膜上。在活性肽与细菌细胞膜的作用下，肽的疏水部分与细胞膜磷脂的疏水头基结合形成肽—脂超分子复合物并插入细胞膜中，而肽的亲水部分与胞膜脂质结合构成通道周壁，形成跨细菌胞膜的通道。多数活性肽杀菌作用的基本机制就是通过形成这种跨膜通道破坏细菌胞膜的完整性，导致细胞内容物大量外流、胞外水分大量内流，使细胞内渗透压发生改变，使细菌失去正常胞膜保护而死亡。

研究人员从芝麻中获得了有抑菌作用的活性肽。Ranjana等研究发现，1000 Da小肽比3000 Da和5000 Da小肽表现出更强的抑菌活性，对于铜绿假单胞菌抑制活性明显大于枯草芽孢杆菌，分析抑菌原理可能是芝麻肽中高含量的蛋氨酸抑制四氢叶酸的合成，影响了细菌细胞DNA的复制，达到抑菌效果。Fabio等在黑芝麻和白芝麻中均发现了分子量约为5000 Da，且可以有效抑制引起人类肺炎和泌尿系统感染的革兰氏阴性菌——肺炎克雷伯氏菌的活性肽。

(三)脂肪酸

1. 芝麻油的脂肪酸组成

芝麻油中不饱和脂肪酸含量为81%～89%，其中单不饱和脂肪酸含量为37%～40%，多不饱和脂肪酸为31%～51%，亚油酸含量为45.05%～48.64%，油酸含量为36.64%～39.64%，多不饱和脂肪酸的比例高于橄榄油。不饱和脂肪酸中的亚油酸是人体不能合成的必需脂肪酸，具有调节胆固醇，降低血栓形成和血小板凝固，防止动脉硬化、抗衰老等功效。亚油酸还是理想的肌肤美容剂，人体缺乏亚油酸，容易引起皮肤干燥、鳞屑肥厚、生长迟缓和血管中胆固醇沉积等症状，故亚油酸又有"美肌酸"之称。

黄玉华等选取黑芝麻和白芝麻两个品种，测定其油脂中的脂肪酸组成，结果显示，黑白芝麻多不饱和脂肪酸含量分别为44.695%、44.545%，主要为亚油酸，含量分别为44.026%、44.119%，同时发现含有少量的共轭亚油酸。

回瑞华等对黑芝麻和白芝麻中脂肪酸的组成进行分析比较。以气相色谱—质谱联用仪分离和鉴定脂肪酸的组成和相对含量。结果表明，由黑芝麻中分离鉴定出21种脂肪酸，其中不饱和脂肪酸占71.30%；白芝麻中分离鉴定出20种脂肪酸，其中不饱和脂肪酸占73.58%。

刘晓颖等人用气相色谱—质谱联用法分析鉴定芝麻油主要脂肪酸的种类，发现芝麻油中除主要脂肪酸组成外尚含有花生四烯酸、十一烷酸、二十二烷酸及少量的共轭亚油酸（CLA）的存在。CLA是多不饱和脂肪酸中的一族特殊的成员，其共轭双键易被氧化，氧化速率与二十二碳六烯酸类似，具有与花生四烯酸类似的抗氧化性能，对胃癌、乳腺癌、皮肤癌、动脉硬化、糖尿病有抑制作用，还能降低乳腺组织的脂质过氧化程度。芝麻油中主要脂肪酸的组成如表2-6所示。

表2-6 芝麻油中主要脂肪酸组成

类别	含量百分比
棕榈酸（C16：0/P）	8.14% ~ 8.97%
棕榈烯酸（C16：1/PA）	0.12% ~ 0.69%
硬脂酸（C18：0/St）	4.25% ~ 5.07%
亚油酸（C18：2/L）	45.05% ~ 48.64%
油酸（C18：1/0）	36.63% ~ 39.64%
亚麻酸（C18：3/Ln）	0.30% ~ 0.95%
花生四烯酸（C20：0/He）	0.54% ~ 0.60%
顺-11-二十碳烯酸（C20：1/Me）	0.15% ~ 1.07%

2.商品芝麻油比其他植物油更耐储存的原因

芝麻油在加工和储存过程中都表现出很高的稳定性，其货架期以及保质时间都比较长。主要原因就是芝麻油中存在大量脂溶性芝麻木酚素物质。研究人员发现，芝麻木酚素凭借其强抗氧化能力，可以显著增强猪油的氧化稳定性；有研究者将芝麻木酚素加入葵花籽油、大豆油中，发现加入此物质后，葵花籽油、大豆油变得更加稳定。汪学德、刘玉兰等对芝麻油进行氧化诱导实验，均发现需要较长的时间才能使芝麻油氧化酸败，说明芝麻油的稳定性较好。

四、芝麻食用价值的健康消费引领

芝麻油、芝麻酱是我们餐桌上常见的芝麻制品,和我们的生活息息相关。芝麻在我国已有2000多年的历史,人们针对芝麻油量高、味道香醇的特点,研制出一批以芝麻为原料的传统食物,使得芝麻原料被更好地利用,另外,芝麻中富含多种营养和生理活性物质,研究开发利用好这些功能性物质,需要引起重视,加大研发投入。

在利用芝麻生产优质食用油方面,我国是生产、消费芝麻油最多的国家。就我国大陆地区而言,每年用于榨油的芝麻达百万吨,生产、消费芝麻油45万吨左右。在我国,芝麻油可分为芝麻香油和烹饪用芝麻油。芝麻香油,按其加工工艺不同,又可分为小磨香油、机制香油和普通芝麻油,其中用水代法加工制取的小磨香油在我国已有600多年历史,史料记载这种制油法始于1408年,由山东潍坊崔泽世发明。

(一)我国传统芝麻制品

2016年,我国国产芝麻约64万吨,进口芝麻93.2万吨,进口量已超过我国国产芝麻产量。随着产品加工技术的进步与消费者的健康消费认知的建立,芝麻及其加工品逐渐被广泛认可。

(1)芝麻油:将芝麻原料进行筛选、漂洗,经吹净后磨浆,然后进行对浆搅油,最后采用震荡分油,将芝麻油分离出来。

(2)芝麻粉:将芝麻晒干后,进行除杂、水洗、烘干,然后将芝麻翻炒至金黄色，再将炒好的芝麻磨粉，加入相关配料均匀混合制成。

（3）芝麻糊：将芝麻淘洗、烘干后进行烘炒，待冷却后，与其他配料相混合，然后粉碎过筛，加入少量水冲调即可。

（4）芝麻酱：将芝麻原料过筛除杂，然后洗净、控干水分，再将其放入锅中翻炒、扬烟，冷却后经石磨研磨制成。

（5）芝麻丸：将芝麻进行挑选、淘洗，放入蒸笼蒸2 h，将蒸好的芝麻用竹簸箕放在阳光下晾晒，等全部干透后放入蒸笼中蒸2 h，重复此过程九次。将处理好的芝麻放入锅中炒干，然后研磨成细粉，再加入蜂蜜等，经过捶打，使原料与之充分混匀，最后搓丸制成。

（二）国家标准（GB/T 8233—2018）中规定的芝麻油分类与定义

根据2018年12月1日由国家市场监督管理总局、中国国家标准化管理委员会发布实施的《芝麻油》国家标准（GB/T 8233—2018），芝麻油可分为芝麻香油、小磨芝麻香油、芝麻原油和精炼芝麻油四类。

（1）芝麻油（sesame seed oil）：以芝麻籽为原料制取的油脂。

（2）芝麻香油（pressed fragrant sesame seed oil）：芝麻籽经过焙炒采用压榨或压滤工艺制取的具有浓郁香味的成品芝麻油。

（3）小磨芝麻香油（ground fragrant sesame seed oil）：芝麻籽经过焙炒和石磨磨浆，采用水代法制取的成品芝麻油。

（4）芝麻原油（crude sesame seed oil）：芝麻籽或压榨法所得芝麻饼及水代法所得芝麻渣采用溶剂浸出工艺制取的未经精炼的不能直

接食用的芝麻油。

（5）精炼芝麻油（refined sesame seed oil）：芝麻原油经过精炼制成的成品芝麻油。

另外，芝麻油按照生产通用的加工工艺进行分类，主要有以下四种。

（1）榨油机压榨制取芝麻香油。芝麻经焙炒后采用液压榨油机或螺旋榨油压榨提取的芝麻香油。

（2）水代法制取的小磨芝麻香油。用水代法加工小磨芝麻香油，是我国特有的、成熟的传统加工方法，其产品深受消费者欢迎。这种方法主要是利用油料中非油成分对油和水的亲和力差异，并利用油水比重不同将油脂与蛋白质、糖类、纤维素、磷脂等亲水成分分离，从油料中制取油脂的生产工艺。

（3）低温压榨制取的清香芝麻油。这种是芝麻或脱皮芝麻经低温（不超过80 ℃）压榨制取的芝麻油，因提取油脂之前没有对芝麻进行高温焙炒，所以这种芝麻油的香味清淡，适合做高端色拉油和烹调油。

（4）浸出精炼生产的芝麻油。以压榨芝麻饼或干燥芝麻渣为原料，利用溶剂萃取将其中油脂提取出来，再将浸出毛油经脱酸、脱色、脱臭等精炼得到的成品芝麻油。

（三）芝麻为什么有"油料皇后"的美誉

芝麻是我国四大食用油料作物的佼佼者，是我国主要油料作物之一，具有较高的营养、保健和医用价值。芝麻的含油量一般在50%

以上，加工出油率为45%左右，在几种主要油料作物中含油量最高。采用传统制油方法得到的压榨芝麻油富含不饱和脂肪酸、脂溶性维生素、非必需氨基酸等。研究发现，其蛋白质和脂肪含量高达21.9%、61.7%，并同时蕴含丰富的铁、钙等矿物质。正因芝麻油中含有丰富的人体必需脂肪酸和特殊的功能性物质木酚素，故其具有其他油料作物所无法比拟的功效，所以人们称之为"油料皇后"。

（四）芝麻油的香味成分

当人们提到芝麻油时，最先想到的就是传统的小磨香油，那浓郁的香气仿佛就萦绕在鼻尖，而这香气恰恰就是评判芝麻油品质的重要标准。周瑞宝等研究发现，芝麻香油香气的主要成分为吡嗪、呋喃、噻唑、噻吩、吡咯，以及醇、醛、酮、酸、酯类等化合物。

传统的芝麻油制取工艺主要以压榨法和水代法为主，其中水代法又称小磨法，最早起源于三国时代，《天工开物》中称之为水煮法或煮取法，"若水煮法，则并用两釜。将蓖麻、苏籽碾碎，入一釜中，注水滚煎，其上浮沫即油。以枸掠取，倾于干釜内，其下慢火熬干水气，油即成矣"。用现代汉语翻译过来便可知其工艺流程为：芝麻→筛选→漂洗→炒籽→扬烟→磨浆→对浆搅油→震荡、撇油→毛油处理→成品油。在此过程中，芝麻中的氨基酸与还原糖之间发生美拉德反应，芝麻在翻炒过程中脂肪受热氧化降解，蛋白质、游离氨基酸、糖类和含硫化合物等物质同时发生降解，最终形成芝麻油的"香味"。

(五)芝麻油传统经典与现代新型加工方法

1. 水代法

市面上的芝麻油大多标注为"小磨香油""小磨芝麻香油"等,"小磨香油"便是采取中国传统制取芝麻油的独特工艺技术——水代法制成的芝麻油。由济南大学、山东省十里香芝麻制品有限公司等单位起草制定的地方标准《石磨芝麻香油 制作加工技术规范(DB37/T 2638—2014)》,由山东省质量技术监督局于2015年1月发布实施。

水代法即"以水代油法",是一种传统的提油方法。其利用油料中非油成分对水和油的亲和力不同以及油、水的比重不同,经过一系列加工工艺过程,将油和亲水性的非油物质分离后取得。其原理是以水代油,油料经烘炒、磨碎后,加入大量沸水搅拌振荡,利用蛋白质的亲水性强而油脂亲水性弱的特性达到分离油脂的目的。其特点是操作简单,得到的油脂醇香,但该工艺费时费力,连续工作困难,生产规模小,产品保存期短;同时由于它是在高温下进行的,会造成蛋白质变性,从而使部分蛋白质功能损失,营养成分下降,副产物含水量大,很难做到二次利用。

2. 压榨法

压榨法分为高温压榨法和低温压榨法,高温压榨法是在高温下对芝麻进行高温焙炒,然后利用机械产生的压力对芝麻进行挤压,将油脂挤压出来;低温压榨法是对芝麻未进行高温焙炒,直接借助机械外力对油料进行挤压,从而获得芝麻油。与高温压榨法相比,低温压榨法避免了由于高温可能造成的营养成分的改变,产生反式脂肪酸等有害物质，同时很好地保证了芝麻粕中蛋白质的质量，提高了芝麻的利用率。

压榨法的特点为机械化程度高，适合工业化发展，副产物含水量低，可以二次利用。但高温压榨法的缺点是由于该法是在高温和巨大压力下进行的，芝麻油的营养成分会发生变化，甚至会产生一些有害物质，如苯并芘；低温压榨法的缺点是制得的芝麻油稳定性差，出油率低。

3. 水酶法

水酶法的提取工艺是利用水和酶混合溶液从油料中提取油脂的工艺过程。它所用到的酶主要是蛋白酶、纤维素酶和果胶酶等，影响因素为油料的破碎程度、酶的种类和数量、pH和酶解时间。与传统方法相比，其特点是能耗小，操作安全，能最大限度地保留产物的营养成分，得到高质量油脂，是一种非常值得研究的生产工艺。

4. CO_2超临界流体萃取法

CO_2超临界流体萃取法是一种新工艺，其无毒、高效、绿色，在植物油制取方面得到广泛应用。超临界萃取法一般多用于特种油料油脂的萃取，将其应用于芝麻制油加工后，人们发现通过此方法萃取的毛油品质明显优于压榨法和浸出法制取的毛油。但此法存在操作压力较大、成本较高、难以实现大规模工业化生产等不足。

5. 亚临界流体萃取法

亚临界流体萃取法是继超临界CO_2流体萃取法之后诞生的一种新技术，利用亚临界流体作为萃取剂，在密闭、无氧、低压的压力容器内，依据有机物相似相溶的原理，通过萃取物料与萃取剂在浸泡过程中的分子扩散过程，达到固体物料中的脂溶性成分转移到液态的萃取剂中，再通过减压蒸发的过程将萃取剂与目标产物分离，最终得到目标产物。研究发现，采用亚临界丁烷萃取芝麻油，萃取率可达98.57%，所得芝麻油品质好，质量指标达到国家一级成品芝麻油标准。其优点主要为无毒、无害、环保、无污染、非热加工，能保留提取物的活性成分不被破坏、不氧化，产能大、可工业化大规模生产，节能、运行成本低，易于和产物分离。

（六）不同工艺制取的芝麻油的风味和感官品质

加工工艺对芝麻油的挥发性物质组成有重要影响。目前市场主要流通的芝麻油是小磨香油，独特的风味深受消费者喜爱。制取芝麻油的方法有很多，芝麻油按加工工艺的不同也有很多种类，芝麻油的风味和感官特征主要受芝麻品种和加工工艺的影响，建立适用于芝麻油的风味和感官品质的评价标准，也有利于我国芝麻油行业的健康发展。

尹文婷等分析了小磨芝麻香油、螺旋压榨芝麻油（成品油及其毛油）、冷榨芝麻油、芝麻原油和精炼芝麻油等6种不同加工工艺芝麻油中的挥发性成分的数量和相对含量，见表2-7。

表2-7 不同工艺芝麻油中挥发性成分的数量和相对含量

挥发性成分	小磨芝麻香油		压榨毛油		压榨成品油		冷榨芝麻油		芝麻原油		精炼芝麻油	
	数量	含量/%	数量	含量/%	数量	含量/%	数量	含量/%	数量	含量/%	数量	含量/%
吡嗪类	14	44.3	11	40.6	12	43.5	—	—	10	6.9	—	—
醛类	9	11.2	7	8.8	8	7.5	7	23.7	20	21.5	2	70.0
酮类	5	5.3	5	7.5	7	10.0	1	2.6	5	1.2		
酚类	6	20.3	5	19.2	3	15.2			2	1.2		
噻唑类	4	1.2	4	2.0	5	3.2			5	0.5		
醇类	2	3.3	3	5.4	4	6.5	2	10.0	3	1.5		
酯类	2	1.5	2	2.7	2	2.1	1	1.8	—	—		
吡咯类	3	3.4	2	2.2	1	1.9			2	0.3		
呋喃类	1	1.3	—	—	1	1.4			2	3.5		
烃类	2	0.8	3	3.3	1	0.5	5	11.1	7	59.1		
吡啶类	4	1.6	3	1.4	2	1.4			1	1.5		
酸类	2	2.6	1	1.2	3	4.4	5	50.9	3	1.4	1	30.0
其他	7	3.2	8	5.5	6	2.4	—	—	7	1.5	—	—

由表2-7可知，加工工艺对芝麻油的挥发性物质组成有重要影响。冷榨芝麻油未经炒籽，其挥发性物质以醛类、烃类和酸类为主，具有较浓的生芝麻味、土腥味、木屑味和青草味。精炼芝麻油中挥发性成分含量最少，通过感官评定后发现，加工工艺也是重要的影响因素，比较发现，芝麻原油中由于含有大量正己烷溶剂，表现出较浓的机油

味和刺激感。芝麻压榨成品油、压榨毛油和小磨芝麻香油中检测到了丰富的吡嗪类、醛类、酮类和酚类等物质，具有较浓的炒芝麻味、焦香味，留香较久且风味浓郁。相比其他芝麻油，小磨芝麻香油风味最纯正、醇厚，口感最绵柔。

（七）芝麻种子萌发过程中营养物质的动态变化规律

张瑞等对不同萌发时间芝麻种子的主要组分进行测定，进行了相关性分析，研究出芝麻种子萌发过程中主要物质含量的变化规律，为芝麻芽苗菜的开发利用提供了基础依据。研究结果表明：芝麻种子在萌发过程中，胚根长度、胚轴长度、鲜质量增加，轴径无明显变化。驻芝19号、赣芝10号、郑芝HL05在萌发过程中粗纤维含量分别由3.42%、3.45%、3.02%增加到8.10%、9.14%、8.12%；总糖含量分别由12.09%、10.82%、10.77%增加至30.45%、30.03%、23.20%；粗脂肪含量均下降50%左右；总酚含量分别由1.74 mg/g、2.28 mg/g、6.24 mg/g上升至13.80 mg/g、14.15 mg/g、13.49 mg/g。芝麻种子萌发过程中亚油酸含量减少、亚麻酸含量增加。芝麻种子萌发过程中总糖含量与粗脂肪含量呈极显著负相关，与粗纤维含量、胚轴长度、胚根长度、轴径呈极显著正相关；粗纤维含量与粗脂肪含量呈极显著负相关，与胚轴长度、胚根长度、轴径呈显著正相关；粗脂肪含量与胚轴长度、胚根长度、轴径呈极显著负相关。综上，芝麻种子萌发过程中主要组分含量变化的转折点是萌发24小时，萌发0~72 h，总糖、粗纤维、总酚含量增加，粗脂肪含量下降，主要脂肪酸组成无明显变化，总不饱和脂肪酸含量大于80%。

为明确盐碱胁迫下芝麻种子萌发过程中营养物质的动态消减规律，许兰杰等以芝麻栽培品种豫芝11号为试验材料，在23℃条件下分别用1 g/L、2 g/L、3 g/L的NaCl及NaHCO$_3$在芝麻种子萌发过程中进行盐碱胁迫处理，于萌发24 h、48 h、60 h、72 h和84 h分别测定发芽种子的根长、鲜质量以及可溶性糖、蛋白质、芝麻素和芝麻林素含量。结果表明，随着发芽时间的延长，发芽种子根长、鲜质量、可溶性糖含量呈逐渐增加的趋势，蛋白质、芝麻素、芝麻林素含量呈逐渐减少的趋势。3种质量浓度NaCl和NaHCO$_3$处理对芝麻种子的萌发率没有明显影响，但不同程度地延迟了发芽芝麻种子的根长生长和鲜质量增加；经过1 g/L、2 g/L、3 g/L的NaCl和NaHCO$_3$胁迫的发芽种子蛋白质、芝麻素、芝麻林素含量比对照（蒸馏水处理）增加；根长、鲜质量、可溶性糖含量比对照降低。分析表明：萌发时间与发芽种子的根长、鲜质量、可溶性糖含量呈极显著正相关，与芝麻素、芝麻林素、蛋白质含量呈极显著负相关；盐碱质量浓度与发芽种子根长、鲜质量、可溶性糖含量呈极显著负相关，与芝麻素、芝麻林素、蛋白质含量呈极显著正相关。

（八）芝麻油的相关功能研究评价

1. 芝麻油的抗氧化功能

Prasanthi 等发现，芝麻油饮食能显著地降低肝组织的氧化应激，抵消氧化损伤。Hsu等观察了肠外芝麻油对脂多糖诱导的肝氧化应激的影响，结果显示，芝麻油降低脂质过氧化和羟基自由基，增加超氧化物歧化酶和过氧化氢酶活性，芝麻油还可以降低氧化应激水平、降低大鼠内毒素中毒后肝脏障碍。

通过抗氧化功能，芝麻油能起到对循环、神经由泌尿等系统和器官的保护作用。有人利用大脑中动脉闭塞（MCAO）诱导的大鼠脑缺血损伤模型，对膳食中的芝麻油的神经保护作用进行评价，观察到MCAO组（阴性对照组）抗氧化酶的活性降低、非酶抗氧化剂的浓度降低，脂质过氧化程度增加，大鼠20%的芝麻油饮食能够改善抗氧化状态，神经行为活动的结果也支持了研究的生化数据，结果表明，芝麻油通过其抗氧化作用降低了大鼠脑缺血造成的损害。

2. 芝麻油对低密度脂蛋白氧化保护的作用

Marzook等研究了芝麻油对慢性暴露于电磁辐射的影响，结果表明芝麻油的摄入能提高SOD和CAT活性，且存在剂量关系，并且脂蛋白组分的被逆转，在高密度脂蛋白（运输胆固醇从外周组织到肝脏）显著提高，低密度脂蛋白（运送胆固醇的外周组织）下降明显。

3. 芝麻油抗炎方面的作用

非酒精性脂肪肝是最常见的慢性肝脏病变，包括脂肪变性、非酒精性脂肪性肝炎和肝硬化，非酒精性脂肪肝与肝癌的风险增加相关。Periasamy等的研究表明，芝麻油通过降低炎症细胞因子、瘦素、转化生长因子和低氧化应激降低胆碱缺乏饲喂造成的肝细胞的脂肪变性，对肝纤维化发挥明显的保护作用。

（九）芝麻传统制油的历史记载

明代宋诩《竹屿山房杂部》卷六"芝麻油"部分记载：水代法取油："芝麻炒熟，研碎，入汤内煮数沸，壳沉于底，油浮于面，杓取去水收之，较车坊者更新香也。"卷十九"滗油"部分记载："芝麻炒熟，令擂碎，入汤内煮数沸，壳沉于汤底，油浮于汤面，铜杓撇起，碗内澄去水脚，与车坊头醡者无异，其味无伪反为胜之。盖人家止有斗升不可入醡，则依此甚便。"

压榨法制油是何时出现的尚无直接文献或考古材料证明，但据有关榨取甘蔗汁以及筟糟取酒的技术，可推测汉晋至南北朝时期可能已有杠杆式的压榨工具。陶弘景《名医别录》载："苴……筟其子作油，日煎之。"又载"胡麻……以作油，微寒"。到唐代中期杠杆式油榨已经发展成熟，当时的榨油工序是先用"油幞"包裹住油料，然后再置于榨木之下进行压榨，这种工具榨木在上，而油料在下，用力方向是从上往下压，故可推断出这种油榨是以杠杆原理构造的，压榨力很强。在稍后的农书《四时纂要》所列农事活动中，八月有"压油"。唐代后期出现"打油"一词，可能与楔式榨的应用有关。

宋代是榨油工具发展和普及的重要时期。宋代主要的几部官修字书中都收录了这个字，"榨"。如《重修玉篇》："榨，侧嫁切，打油具。"《集韵》："榨，取油具。"至于这种"取油具"的具体形制，在元代《王祯农书》始有记载，分为"卧槽"与"立槽"两种。《王祯农书》中对卧式油榨的详细描述："用坚大四木，各围可五尺，长可丈余，迭作卧枋于地，其上作槽，其下用厚板嵌作底盘，盘上圆凿小沟，下通槽口以俗注油于器。"

（十）芝麻油生产工艺技术的发展方向

芝麻油具有很高的营养价值和生理活性，是国内外公认的高端食用油。芝麻油的质量品质关系着消费者健康以及产品市场信誉度，也体现我国油脂工业技术水平。随着人们对食用油消费观念的转变以及油脂加工技术的进步，芝麻油生产工艺技术向着安全卫生、营养健康、芝麻油和芝麻蛋白联产加工等方向发展，如芝麻香油生产过程中芝麻籽适度焙炒技术对苯并芘的防范和控制作用，湿芝麻渣膨化结粒干燥技术对防止和减少芝麻渣霉变和酸败的作用，浸出芝麻油适度精炼技术对避免和减少反式脂肪酸形成和减少营养成分损失以及风险成分脱除的作用。芝麻制油和精炼工艺技术的改进和发展对芝麻油产品质量的提高起到重要作用，逐步实现芝麻油生产的技术升级和产品升级。

（十一）芝麻制品的相关发明专利

1.一种高γ-氨基丁酸新型芝麻酱（粉）（CN201911230472.5）

成熟芝麻种子→去杂、筛选→消毒除菌→盐胁迫环境下萌育发芽→低温热风干燥→焙炒处理→物料初粉碎→超低温超微粉碎→成品。产品利用芝麻萌育后带来的高γ-氨基丁酸、低脂肪、低热量等特性，通过低温超微粉碎的加工方式，具有功能价值高、稳定性好、冲调性好、携带方便等特点，弥补现有加工技术的不足，提升产品品质。

2. 一种含有乳钙的黑芝麻丸（CN202010042833.X）

成分：黑芝麻，乳矿物盐，全脂乳粉，黑豆，黑米，红枣，山药，陈皮，山楂，大麦，甜杏仁，核桃仁，猪肝粉，麦芽糖，蜂蜜，柠檬粉，苹果粉。该发明将黑芝麻和各种药食物料混合制成便于人员食用的黑芝麻丸，便于保存和携带，同时富含各种中药食材，营养丰富，且具有补肝肾、健脾胃、补气血、促消化、润肠、补充钙、镁、磷，也可促进钙、镁、磷的有效吸收。

3. 一种牡丹芝麻酱（CN201911352209.3）

成分：牡丹籽仁、牡丹籽油、芝麻、花生仁、核桃仁、葵花籽仁。

该发明通过在普通芝麻酱配料中加入牡丹籽仁和牡丹籽油制成牡丹芝麻酱，丰富了普通芝麻酱的营养成分，提高了人体必需的α-亚麻酸的含量，提升了芝麻酱的品质和营养价值，具有广阔的市场前景。

（十二）孕妇进食芝麻的益处

芝麻中含有较多的微量元素、蛋白质、维生素、卵磷脂等营养物质，孕妇在孕期经常食用对身体有一定的好处，有健胃、保护肝脏、促进血液中红细胞的生长的作用，芝麻中含有丰富的叶酸与钙，对孕妇的身体健康以及胎儿的发育是极为重要的。

女性在备孕期间和怀孕初期，可多服用一些芝麻，其中所富含的叶酸可以提高身体素质，也能促进腹中胎儿发育，能降低胎儿畸形率；叶酸还可以促进胎儿心脏和大脑发育，能预防他们的身体出现畸形或者先天性疾病；还能促进胎儿神经管发育，可以让他们发育完全，能有效防止神经管缺陷出现。

孕妇可以将芝麻磨成粉后食用，可使机体对营养物质的吸收更加充分。可以选择在早上食用芝麻粉，早上食用芝麻不仅可以给身体提供能量，而且有利于消化。若孕妇在晚上食用芝麻，睡觉时可能会引起消化不良，影响睡眠质量。孕妇在整个孕期都是可以食用芝麻的，即使分娩后也是可以食用的，因为分娩后女性可能会出现脱发的现象，食用芝麻有利于缓解症状。

（十三）"全粮食品"的概念为何不适合于芝麻

美国谷物化学家协会（AACC）对全粮的定义是："全粮是指完整的、碾成粉状的、碾成碎块的或者压成片状的颖果，其主要的结构成分的比例基本与在完整颖果中的比例相同。"用通俗的语言来说，就是指没有被精深加工过的天然食品，含有丰富的膳食纤维与矿物质，如糙米、全麦面、杂粮等。但从营养学的角度来看，这一概念并不适用于芝麻，为何说"全粮食品"的概念不适合于芝麻呢？

芝麻有着一层坚硬厚实的外皮，外皮中含有大量的草酸和纤维素等抗营养物质，在这层外皮的包裹下，许多营养素不易于人体的消化吸收，如对蛋白质、矿物质的生物利用均会产生不利影响。据研究，芝麻经过脱皮处理后，其碳水化合物的含量仅为0.65%，较未脱皮芝麻的碳水化合物含量减少约数十倍。芝麻是补充矿物质的优质食品，富含钙、磷、硒和铁等矿物元素。芝麻脱皮工艺可使芝麻中草酸含量从3%降至0.25%，可大大提高蛋白的消化利用率。去皮芝麻和去皮芝麻酱中的草酸含量远低于芝麻和芝麻糊。

去皮芝麻的味道也更好,去皮可以扩大其在加工中的应用,拓展芝麻制品市场,广泛应用于烘焙食品、食品香料以及化妆品的生产。由于芝麻在使用前必须经过去皮步骤,所以"全粮食品"的概念不适合于芝麻。

(十四)我国芝麻产业发展品牌案例

芝麻是我国传统的特色农产品,也是重要的特色油料作物。芝麻及其制品和副产物应用前景十分广阔,迫切需要系统研究我国芝麻生产中的新问题,提出新对策,促进芝麻产业振兴,实现可持续发展。加快中国芝麻资源的开发,需要从营养的角度探索芝麻资源的优势,使更多的国内外消费者更多地了解芝麻,尽可能改变芝麻在传统餐饮调味中所占的比重。

1. 芝麻全产业链的开发典范——河南省驻马店"芝麻小镇"

河南省芝麻的种植面积占全国三分之一。人们常说亚洲最好的芝麻品种在中国,中国最好的芝麻品种在河南,河南最好的芝麻品种在驻马店。河南驻马店自古就以盛产芝麻著称,是国家重要的粮油生产基地,有"芝麻之乡"之称。正可谓"芝麻开花节节高",驻马店芝麻借助自身悠久的历史,丰富的种植经验和高质量、高品质的芝麻,建成的"芝麻小镇"产业园是农业、旅游、文化、商业、健康、田园综合体。"芝麻小镇"经不断创新发展,研发出了芝麻叶、芝麻花茶、炒白芝麻、芝麻酱、芝心丸、芝麻酥、小磨香油、芝麻咀嚼片等产品,实现了从最初原料加工到产品精深加工的转型。河南驻马店通过对芝麻的特色种植、芝麻的特色加工和芝麻的特色旅游,把"小芝麻"做成大产业,走出了一条有着"独特香味"的芝麻创新发展之路。

2. 传统与现代,传承与创新,水乳交融——芝麻与磨盘的完美融合

始建于1935年的十里香磨坊在历经60年的发展沉淀,于1996年成立了山东省十里香芝麻制品股份有限公司(以下简称十里香),十里香传承古代传统的水代法制油工艺,曾名扬京津,驰名沪宁,有"世界香油看中国,中国香油看鲁誉"之说。在香油压榨过程中,使用石磨磨胚以水代法取油,采用低温、洁净、天然的方法,最大限度地保留了芝麻的特殊香味和营养价值。

十里香一直按照老一辈传下的技艺生产,筛选、清洗、晒干、扬烟、磨制、过滤起油,每一步都严格按照标准执行,十里香的传统香油芝麻酱制作工艺并没有因为"现代化"而改变,而是得到了更好的结合。芝麻在烘炒磨制前,必须经过水的浸润。把芝麻洗净是"清洗"的最原始诉求,通过"清洗"唤醒芝麻,让其润湿萌发。经过"清洗"的芝麻会产生维生素E、芝麻酚、芝麻素等对人体有益的营养物质。"磨制"工艺没有变。虽然不再用手摇、人拉,但机械化转动的依然是石磨。"鲁誉"香油之所以能够"十里飘香"的秘密很大一部分就隐藏在这盘石磨里,选取北京石做石磨,北京石石质软硬度适中,而且"久磨不升温",用它磨出来的芝麻酱特别细且均匀,芝麻的香气和营养物质得以最大限度保留。

"鲁誉"香油于2019年被国家知识产权局商标局认定为中国驰名

商标。"鲁誉"香油的加工对象是鲁芝8号芝麻,此品种又称"虎皮芝麻"。滨州市无棣县建设了山东省规模最大的种植基地,与中国农业科学院油料作物研究所、山东省农业科学院、济南大学等科研院所建立合作,研究适宜在黄河三角洲盐碱地种植,且产量高、出油率高、功能成分含量高的芝麻品种,筛选出高产耐盐优质品种,建立规模化优质原料基地,开发芝麻系列新产品,解决制约盐碱地芝麻产业发展的难题。

3. 烹饪用芝麻油系列产品——未来可期的冷榨芝麻油有望打造成为国内食用油市场的高端品牌,成为食用油市场不可或缺的一部分

芝麻油,一个有着2000年历史的调味油,在整个调味品界及食用油界都是偏冷门的存在。在传统芝麻油的消费中,多局限于汤羹、凉菜、拌面等调味方面,使用方法及使用领域较窄,芝麻油市场难以打开,导致芝麻油被人们深深地印上"调味品"的标签,整个芝麻油市场销售方向相对固定。

随着时代的不断发展,科技的不断创新,安徽燕庄油脂以独特的3C冷榨技术(冷压、冷滤、冷藏),研发出燕庄烹饪油系列产品,在芝麻油产品上做出创新升级,让芝麻油撕去"调味品"的标签,突破传统的调味功能局限,向大众食用油消费需求靠拢,从而打开了芝麻油市场,带动芝麻油行业快速发展。燕庄3C冷榨芝麻烹饪油解决了传统芝麻油炒菜"过分香腻"而遮盖食材本味的难题,让冷榨芝麻油这一特种油脂成为继橄榄油、茶树油、亚麻籽油之后又一特色高端食用油品,而不再像以往仅仅作为特殊调味品使用。在国民不断追求健康生活的今天，健康用油之风将燕庄芝麻油的"旗帜"高高举起，随着芝麻油行业体系的不断完善，消费场景的不断延伸，冷榨芝麻油有望打造成为国内食用油市场的高端品牌，成为食用油市场不可或缺的一部分。

4. 秉承医食两用之理，中国黑芝麻产业第一股，创造中国糊类第一品牌——南方黑芝麻糊

我国传统的饭食和糕点都喜配黑芝麻，不仅因为配色的需要，更是取其养颜、黑发、健胃、补肾和护肝的功效。黑芝麻被我国古代修道者奉为"仙食"，虽有夸张之嫌，但也无法掩盖黑芝麻食品已在国人的饮食生活中家喻户晓的事实。南方黑芝麻集团股份有限公司是一家专注于黑芝麻产品的集团公司，初创于1984年，1988年成功研发出黑芝麻糊并推向市场，南方黑芝麻糊从此被中国消费者所熟知，产品畅销大江南北。目前，南方黑芝麻集团已发展成一家以黑芝麻健康产业为主业的企业集团，成为中国黑芝麻产业第一股，创造了中国糊类第一品牌——南方黑芝麻糊，占有中国黑芝麻糊市场份额的60%。企业经不断创新，研制出黑芝麻乳等芝麻饮品，也广受消费者的喜爱。公司专注黑芝麻产业坚持"一黑到底"，大力实施"南方黑芝麻战略"，已完成跨省区产业布局，形成了以广西容县为中心，江西南昌、安徽滁州、河南安阳、内蒙古呼和浩特、湖北荆门、广东深圳等城市重要生产基地为一体的生产格局，专业生产黑芝麻糊类、黑芝麻饮料、富硒食品、休闲食品等，形成研发、生产、销售、物流、电子商务一体化的现代化集团企业。

五、与芝麻相关的诗词歌赋、民间谚语与典故

芝麻因其独特的味道和功效，成为家喻户晓的美食。历史上许多名人雅士有很多有关芝麻的诗词歌赋流传至今，还有很多与芝麻相关的民间谚语和历史典故。

（一）与芝麻相关的诗词歌赋

谢张倅惠茶（节选）

［宋］章甫

淮乡久住已成俗，客至亦复研**芝麻**。

……

易足堂中昼倍长，一杯凉饼补饥肠。

世间万事不挂口，齿颊尽日留甘香。

芝麻塔

［明］黎延祖

胡麻灵药本仙芭，巧累浮屠斗佛家。

莫道此中无舍利，玲珑颗颗现光华。

偶遗野雉割家鸡，巧啖**芝麻**施笋籇。

——《山中即景同翠渠联句》

禾黍穗含时雨润，**芝麻**香逐好风来。

——《景州晓行》

穷民买向灯檠用，祇为**芝麻**岁不收。

——《椰子》

挺挺芳茎节节花，轻盈有态莹无瑕。

——《有咏**胡麻**花者同赋一首》

胡麻饼样学京都，面脆油香新出炉。

——《寄胡饼与杨万州》

胡麻压油油更香，油新饼美争先尝。

——《荞麦初熟刈者满野喜而有作》

暗修黄箓无人见，深种**胡麻**共犬行。

——《太白老人》

碧桃本是仟人花，仟人花里饭**胡麻**。

——《碧桃》

山中无鲁酒，松下饭**胡麻**。

——《送孙秀才（《纪事》作王缙诗）》

厨给**胡麻**粒，山供鹿脯盘。

——《闲居七首》

苜蓿重沽酒，**芝麻**旋点茶。

——《村市》

胡麻好种无人种，正是归时不见归。

——《怀良人》

胡麻养气血，种以督儿曹。

——《种胡麻》

举袖露条脱，招我饭**胡麻**。

——《句》

林深啼蜀鸟，水滑捣**胡麻**。

——《山居二首》

羊枣出河北，**胡麻**来天台。

——《药圃五咏》

早谓仙人无世虑，山深往往饭**胡麻**。

——《屈原庙前观雨，雨止，渡口观鱼》

仙源久忆**胡麻**饭，书馆羞餐苜蓿盘。

——《送金华应学录回天台》

胡麻炊饭香，麒麟擘乾腊。

——《翠屏轩》

道人邀我饭**胡麻**，分得安期枣似瓜。

——《与张錬师共饭而双鹤来舞》

它日西湖能过我，**胡麻**供饭煮芹香。

——《次韵方平见寄》

毕竟神仙难换骨，自分丹火煮**胡麻**。

——《无题》

匡床一钵饱**胡麻**，不记山中岁月赊。

——《牛山赠百岁僧二绝》

归与好在**胡麻**饭,瑶圃天开海畔峰。

——《送张月洲先生还闽二首》

玉洞春深护暖霞,一溪流水泛**胡麻**。

——《怀仙咏》

采药从兹去,**胡麻**或可餐。

——《题九鲤湖仝郭士龙林翌甫作》

鹅池堪避地,与尔种**胡麻**。

——《秋日鹅池庄与故人王惟材闲酌》

偶陪寒日坐空庭,饭有**胡麻**药有苓。

——《和世赏韵》

芝麻压得油,秔米炊得饭,还我丛林饱参汉。

——《偈颂七十八首》

才炊松屑饭**胡麻**,又见蟠桃一度花。

——《游仙词十首,并引》

御羹和石髓,香饭进**胡麻**。

——《奉和圣制幸玉真公主山庄因题石壁十韵之作应制》

不是天台石桥路,**胡麻**饭糁避秦人。

——《十月二十又一日奉家君偕镏复叔留藤坑山中因憩涧石有作》

(二)与芝麻相关的民间谚语

针尖上落芝麻——难得(得之不易)

雷公打芝麻——专欺负小的

食物与健康科学解读大讲堂
——芝麻、山药篇

烟锅里炒芝麻——小气（器）

捡了芝麻丢了西瓜——因小失大（避重就轻）

干手粘芝麻——不上手

囫囵吞芝麻——满肚子点子（一肚子点子）

瘪芝麻——榨不出油来

芝麻脸儿——好大的脸皮

芝麻里加虱子——乱掺和

芝麻地里打锣——敲到点子上

割了芝麻打跟头——碰到茬子上了

陈年谷子烂芝麻——不新鲜

灰堆里藏芝麻——没处寻（难寻）

磅秤上放粒芝麻——无足轻重

倒翻芝麻担——难以收场

有西瓜不讲芝麻——光拣大的说

一斗芝麻拣一颗——有你不多，无你不少

边吃芝麻糊边聊天——含糊其词

芝麻地里种西瓜——有大有小

芝麻地里的黄豆——数它最大（比喻显示自己有能耐）

拾芝麻凑斗——积少成多

芝麻地里长苞米——高低不齐

不种芝麻不养蚕——无油无绸（无忧无愁）

棉花地里种芝麻——一举两得

七石缸里捞芝麻——费功夫

黄豆地里带芝麻——点子多

阴雨天的芝麻——难开口

吃烧饼掉芝麻——免不了

芝麻开花——节节高

桌子缝里舔芝麻——穷相毕露

补药一堆不如芝麻一把

芝麻不怕旱,只怕雨水溅

灰里芝麻泥里豆,菜籽田里摸泥鳅

高地芝麻洼地豆,沙岗坡上种绿豆

拾不完的棉花,抖不尽的芝麻

(三)与芝麻相关的典故

1. 徽墨酥

徽墨酥是中国徽墨之乡——安徽徽州的特色糕点,其原料主要有黑芝麻、熟面粉、白糖粉、芝麻酱。徽墨酥酷似徽墨,借徽墨之盛名巧打徽墨酥品牌,有着鲜明的地域特征,让人一目了然。相传唐朝末年,中原战乱连年。河北有位名叫奚廷珪的制墨高手,漂泊到了江南。当时南唐皇帝李煜爱好舞文弄墨,对笔墨之类很是讲究,于是将奚廷珪请来,安置在徽州造墨。不久,宋太祖赵匡胤统一北方,南唐覆灭,李煜被北迁到宋朝都城汴京。但他痴心依旧,看到书房缺墨,便习惯性地派人去徽州取墨。这时,奚廷珪非常为难,因为墨坊里驻有宋朝的督贡官,私取贡物会触犯宋律,但又心生愧意。思忖之际,对面新开的糕团店传来诱人香味,他过去一看,店里新捣的"黑芝麻馅"和墨坊里的"墨料"一模一样。于是,他取来"墨模",借了麻馅,印了一批"墨锭"交给来人带走。后来李煜逃过劫难,徽墨酥的故事也流传了下来。

2. 孝感麻糖

唐庄宗时期,孝感麻糖就被定为每年必备的宫中贡品。清康熙三十四年编纂的《孝感县志》中关于孝感麻糖的记载:"麻曰脂麻,可以为油,和糯饧以为糖,曰麻糖。处处有之,而孝感独著。"

相传湖北孝感的董永与下凡的七仙女结为夫妻,诞下一子董宝。由于王母冷酷无情,拆散二人。董宝独自成人后,在鬼谷先生的指点下,遇到七位仙姑,她们送给他一碗谷子,嘱咐只要每天煮一粒,就可以当作一天的口粮。但是董宝回家后,把一碗谷子全煮了,结果变成一座饭山把他压在山下,后来饭山上长出一种特殊的稻子,用这种糯米和绵白糖、芝麻为原料制得的糖即为"麻糖",麻香酥脆、风味独特,在当地广为流传,被命名为"孝感麻糖"。

孝感麻糖在民间还有另外一种说法。据说是与一位糖坊老板娘有关。这位老板娘十分嘴馋,经常忍不住偷糖吃。有一次正吃得津津有味时,老板突然进屋,慌忙之间,她把一碗糖丢进装芝麻的罐子里,老板发现后甚是生气,但是糖上面已经沾满了生芝麻,芝麻太小,根本无法去除,正在老板为是否丢掉这些芝麻糖左右为难时,馋嘴的老板娘将其放在锅中烙熟,老板试吃后觉得味道确实不错。正是此次机缘巧合，麻糖问世。

3. 苏东坡自治疾患与《服胡麻赋》

作为唐宋八大家之一的苏东坡，不仅精通于诗词、散文、书画，对医术也颇有研究。苏东坡在《与程正辅书》一书中记载，"今断酒肉与盐酪酱菜，凡厚味皆断。惟食淡面一味。期间更食胡麻茯苓面少许取饱"，"胡麻，黑芝麻是也。去皮，九蒸晒，茯苓去皮，入少白蜜为面。食之甚美，如此服食多日，气力不衰，而痔减退"。说的就是宋哲宗绍圣元年四月，苏东坡遭贬，十月，来到惠州。在《与程正辅书》中苏东坡透露，一次他的痔疮复发了，不得不休粮断酒肉，忌酱菜盐酪好几天，可是一点也不见好转。于是，苏东坡开始查询医书药典，对着症状自制茯苓面，就是将白茯苓与黑芝麻去皮，研成末，再用蜂蜜调匀。当苏轼用自制的茯苓面医治好自己的疾患后，便作《服胡麻赋》以表达内心的喜悦。苏东坡采用胡麻茯苓面治疗痔疮的方法距今已有900多年，至今民间仍有用此法治疗痔疮的。通常的方法就是用少量晒干后的黑芝麻与调好的茯苓粉混合，每天服用20 g即可。

服胡麻赋·并叙

［宋］苏轼

我梦羽人，顾而长兮。惠而告我，药之良兮。

乔松千尺，老不僵兮。流膏入土，龟蛇藏兮。

得而食之，寿莫量兮。于此有草，众所尝兮。

状如狗虱，其茎方兮。夜炊昼曝，久乃藏兮。

茯苓为君，此其相兮。我兴发书，若合符兮。

乃瀹乃蒸，甘且腴兮。补填骨髓，流发肤兮。

是身如云，我何居兮。长生不死，道之余兮。

神药如蓬，生尔庐兮。世人不信，空自劬兮。

搜抉异物，出怪迂兮。槁死空山，固其所兮。

至阳赫赫，发自坤兮。至险肃肃，跻于乾兮。

寂然反照，珠在渊兮。沃之不灭，又不燔兮。

长虹流电，光烛天兮。嗟此区区，何与于其间兮。

譬之膏油，火之所传而已耶？

4. 武则天、杨贵妃美容养颜与芝麻

《新唐书》中记载："太后虽春秋高，善自涂泽，令左右不悟其衰。"此书中的"太后"正是中国历史上唯一的女皇帝——武则天，在政治舞台上叱咤风云、善用人才、谋权略，同时天生丽质、善于化妆美容。相传有一味汤叫作"美白如玉汤"，主要由黑芝麻、阿胶、木瓜、白芷、玉竹、山楂等组成，宫中御医经常让武则天服用调理，于是武则天才会"永葆青春"。

唐代诗人白居易的《长恨歌》中提到"春寒赐浴华清池，温泉水滑洗凝脂"，描写了杨贵妃回眸一笑，美艳娇媚无比，后宫三千美女都黯然失色的情形。初春天寒，皇帝赐贵妃华清池洗浴，温泉水洗得肌肤像凝脂一样。这和她一日三餐进食"美容羹"是密不可分的。这个美容羹主要由黑芝麻、阿胶、红枣、核桃仁、桂圆肉、冰糖、黄酒

组成，是一款美容养颜效果非常好的药膳羹。

5.《太平广记》中关于芝麻的典故

《太平广记》载：冯俊为一道士担物，至目的地"道士命左右曰：担人甚饥。与之饭食，遂于瓷瓯盛胡麻饭与之食"。另一则故事为采药民柳二公掉入一洞，见人便"告之曰，不食已经三日矣。遂食以胡麻饭、柏子汤、诸菹，止可数日，此民觉身渐轻"。

6.古时通行于道家，也盛誉民间的胡麻饭

胡麻"味甘平，生山泽，治伤中虚羸，补五臟益气，久服轻身不老"。陆游诗中"胡麻压油油更香，油新饼美争先尝"，自然是表述取其籽榨油的功用了。除榨油之外，南方还盛行吃胡麻饭。古时的胡麻饭应该与今天食谱中芝麻糯米甜食差不多。由此可见，胡麻饭不仅通行于道家，也用于民间。

唐宋诗人提及的胡麻饭，不拘南北。当时人们对胡麻饭的热爱，可参见唐代诗人王维"一饭胡麻几度春，服之可为仙矣"；李白"举袖露条脱，招我饭胡麻"；胡宿"浊醪酿秫米，香饭炊胡麻"；曹勋"水云深处是吾家，饭有胡麻饮有茶"等诗文。

《荆楚岁时记》记载："今南人作咸菹，以糯米熬捣为末，并研胡麻汁和酿之，石窄令熟，菹既甜脆，汁亦酸美。"南齐陶弘景认为，"胡麻，八谷之中惟此最良"。宋应星在所著《天工开物》书中记载："今胡麻味美而功高，即以冠百谷不为过。"

参考文献

[1] 王瑞元. 开拓创新 推动芝麻产业的发展[J]. 中国油脂, 2007, 32(1): 7-8.

[2] 武文洁, 姚培正, 王万森, 等. 黑芝麻色素提取与性质研究[J]. 广州食品工业科技, 2002, 18(1): 32-33.

[3] 刘玉兰, 陈刘杨, 汪学德, 等. 芝麻品种和制油工艺对芝麻油品质的影响[J]. 中国油脂, 2010, 35(2): 6-10.

[4] 叶子晨, 梁佳龙, 刘雪英, 等. 高效液相色谱法测定黑白芝麻中芝麻素含量[J]. 医药导报, 2011, 30(6): 799-800.

[5] 李亚会. 白芝麻与黑芝麻功能品质差异的研究[D]. 郑州: 河南工业大学, 2018.

[6] 黄晓荣. 黑芝麻和白芝麻中氨基酸组成的比较研究[J]. 中国粮油作物学报, 2017, 39(1): 123-127.

[7] 梅鸿献. 芝麻种质资源芝麻素、蛋白质、脂肪含量变异及其相关分析[J]. 中国油脂, 2013, 38(4): 87-90.

[8] 吴中伟. 芝麻营养成分高效保留工艺研究与设计[D]. 郑州: 河南工业大学, 2016.

[9] 钟雪玲. 芝麻冷榨工艺及其产品质量研究[D]. 郑州: 河南工业大学, 2012.

[10] 李园. 芝麻蛋白质的构造和功能特性研究[J]. 油脂工程, 2011, 35(41): 43-45.

[11] 李凤霞, 刘洪泉, 陈守江. 芝麻蛋白功能性质的研究[J]. 粮油加工,

2007（1）：52-54.

［12］张国治，袁东振，芦鑫，等. 3种芝麻蛋白结构和性质比较研究［J］. 中国油脂，2017，42（7）：55-58+64.

［13］赵赛茹. 焙炒时间对芝麻油风味及芝麻氨基酸含量的影响［J］. 中国粮油作物学报，2016，31（8）：30-38.

［14］宋国辉. 芝麻组分对芝麻酱储藏稳定性的影响［J］. 食品工业科技，2017，38（18）：25-29.

［15］汪学德，崔英德，刘兵戈，等. 芝麻各成分相关性分析［J］. 中国油脂，2015，40（11）：99-103.

［16］谢岩黎. 芝麻油风味成分和营养功能研究进展［J］. 中国食物与营养，2016，22（2）：67-71.

［17］龙盛京. 黑芝麻色素和多糖对全血化学发光和活性氧的抑制作用［J］. 食品工业科技，1999，20（2）：7-10.

［18］唐章晖，李珂，彭励熹，等. 酶解芝麻粕制备芝麻多肽工艺研究［J］. 粮食科技与经济，2013，38（2）：48-51.

［19］戴清源，朱秀灵，刘皓. 芝麻木脂素及其生物活性研究进展［J］. 农产品加工（学刊），2012（1）：16-21.

［20］张鑫. 芝麻木酚素的抗氧化性及其机制研究［J］. 营养与饲料，2015，32（6）：84-85.

［21］闫政. 浸出芝麻油中芝麻木酚素提取工艺的研究［J］. 中国油脂，2018，43（9）：107-111.

［22］王蒙. 高温下芝麻林素在油脂中的抗氧化性及转变规律的研究［D］. 郑州：河南农业大学，2015.

［23］冯志勇，谷克仁. 芝麻中木脂素的组成、结构及其生理功能［J］.

中国油脂, 2004（7）: 56-59.

［24］高锦鸿. 产地及籽粒外观品质对芝麻木酚素含量的影响［J］. 华北农学报, 2015, 30（2）: 191-197.

［25］李亚会. 黑芝麻与白芝麻各组分抗氧化物质及抗氧化活性研究［J］. 中国油脂, 2018, 43（4）: 37-41.

［26］张丽霞, 宋国辉, 黄纪念, 等. 加工工艺对芝麻香油中木脂素含量的影响［J］. 中国粮油学报, 2014, 29（11）: 55-59.

［27］张秀荣, 李培武, 等. 芝麻种子木质素组分、粗脂肪、粗蛋白含量及相关性分析［J］. 中国油料作物学报, 2005, 27（3）: 88-90.

［28］张丽霞, 黄纪念, 芦鑫, 等. 红外烘焙对水代芝麻油木脂素的影响［J］. 中国油脂, 2013, 38（3）: 6-10.

［29］刘学波. 芝麻酚的神经保护作用及分子机制［J］. 中国食品学报, 2017, 17（10）: 1-7.

［30］张东旭, 范引科, 郭淑云, 等. 芝麻素抗肿瘤作用的研究［J］. 中国医药导报, 2013, 10（29）: 101-104.

［31］彭金砖. 不同工艺芝麻油中木酚素抗氧化性的研究［D］. 郑州: 河南工业大学, 2014.

［32］孙亚莉. 芝麻酚对高脂高果糖膳食诱导小鼠脑部胰岛素抵抗和认知功能障碍的干预作用［D］. 咸阳: 西北农林科技大学, 2017.

［33］吴静. 芝麻油中木酚素的提取、纯化及抗氧化活性研究［D］. 南京: 南京农业大学, 2012.

［34］汪学德. 亚临界萃取芝麻脂溶性和水溶性木酚素及其生物活性研究［D］. 广州: 广东工业大学, 2016.

［35］戴洪平. 芝麻油脚中芝麻素的提取、纯化及抗氧化性研究［D］.

无锡：江南大学，2004.

[36] 蔡亮亮. 芝麻饼粕中芝麻素的提取纯化及抗氧化活性研究[D]. 合肥：合肥工业大学，2012.

[37] 周建新，孙明，申海进. 高温下芝麻素抗氧化性的研究[J]. 中国粮油学报，2007（1）：69-72.

[38] 张丽霞，芦鑫，宋国辉，等. 芝麻林素对煎炸过程中大豆油品质的影响[J]. 食品科学，2018，39（01）：78-83.

[39] 李晓栋，汪学德，王楠楠，等. 芝麻林素的酸催化反应与抗氧化性分析[J]. 食品科学，2018，39（10）：59-64.

[40] 杜淑霞，贝惠玲，徐丽. 新型抗氧化剂芝麻酚抗氧化活性研究[J]. 食品科技，2011，36（7）：62-64.

[41] 林晓慧. 黑白芝麻体外模拟消化前后植物化学成分组成、抗氧化及抗增殖活性的探究[D]. 广州：华南理工大学，2017.

[42] 朱秀灵，戴清源，木朝丽，等. 安徽不同产地芝麻中木酚素和总酚含量及芝麻提取物抗氧化能力比较[J]. 农产品加工，2018（15）：38-43.

[43] 武文洁，王万森，吕树祥，等. 芝麻抗氧化成分的提取及性能研究[J]. 食品科技，2004（03）：64-66.

[44] 戚聿妍. 亚临界水提取芝麻粕中酚类化合物及水解芝麻蛋白的研究[D]. 哈尔滨：哈尔滨工业大学，2016.

[45] 郑珍玉，车成日，白金权，等. 芝麻素对肺腺癌细胞增殖和凋亡的影响[J]. 肿瘤防治研究，2014，41（04）：331-336.

[46] 孙方博，白金权，王瑶，等. 芝麻素对人结肠癌SW480细胞株的影响[J]. 吉林医药学院学报，2015，36（05）：324-327.

[47] 卞红磊. 芝麻素对S180荷瘤小鼠免疫功能及对增殖细胞核抗原表

达的影响［J］.中国现代医学杂志，2008（23）：3411-3413.

［48］魏艳静，卞红磊，张君平，等.芝麻素对H22肝癌荷瘤小鼠抑癌作用的实验研究［J］.天津医药，2008，36（4）：288-290.

［49］高秀娟.芝麻酚对脑缺血再灌注损伤的保护作用及机制研究［D］.济南：山东大学，2017.

［50］路璐，张俊伶，李德冠，等.芝麻酚对小鼠骨髓c-kit阳性细胞辐射损伤的保护作用研究［J］.中国生化药物杂志，2014，34（4）：1-4.

［51］陈钰玮.芝麻酚改善系统性炎症诱导的认知功能紊乱与分子机制研究［D］.西北农林科技大学，2017.

［52］雷红，王毅，蔡亮亮，等.芝麻素防治非酒精性脂肪肝作用及机理［J］.食品科学，2012，33（23）：331-335.

［53］郭红亮.芝麻素的神经保护和抗焦虑作用及其机制研究［D］.第四军医大学，2015.

［54］张慧，宋宇，栗志勇，等.芝麻素对高糖损伤SH-SY5Y细胞的保护效果及机制［J］.中成药，2016，38（8）：1678-1683.

［55］乔青莲.芝麻酚对高脂高果糖诱导的肥胖及胰岛素抵抗的调控作用与机制研究［D］.咸阳：西北农林科技大学，2017.

［56］代利，李绣花，赵新平，等.芝麻素对大鼠非酒精性脂肪肝的预防作用［J］.中国老年学杂志，2011，31（10）：1833-1835.

［57］王宇，李超，刘阿娜，等.芝麻木酚素对肾型高血压大鼠的降压作用及机制［J］.中国老年学杂志，2017，37（15）：3693-3694.

［58］胡晓恒，滕薇.芝麻木酚素对肾型高血压大鼠的降压作用及降压机制研究［J］.世界中医药，2017，12（12）：3055-3057.

［59］赵梦秋.芝麻素对自发性高血压大鼠心肌重构的改善作用及机制研

究［D］．芜湖：皖南医学院，2015.

［60］吴向起，杨解人．芝麻素的抗氧化作用及其对代谢综合征大鼠肾病的影响［J］．中国药理学通报，2008（8）：1065-1069.

［61］李先伟，高云星，李曙，等．芝麻素对野百合碱诱导的肺动脉高压大鼠肺血管重构的影响［J］．中国中药杂志，2015，40（7）：1355-1361.

［62］张俊秀，杨解人，李文星，等．芝麻素对自发性高血压大鼠的降压作用及机制［J］．皖南医学院学报，2014，33（2）：102-107.

［63］李伟．芝麻素改善自发性高血压大鼠主动脉 NO 生物活性的机制研究［D］．芜湖：皖南医学院，2015.

［64］文芬，张淼，邵雪梅，等．芝麻饼粕中蛋白质的提取及其应用研究现状［J］．食品研究与开发，2018，39（14）：220-224.

［65］袁艳超．蛋白酶高产菌株的筛选及其发酵芝麻粕制备芝麻多肽的研究［D］．南昌：江西师范大学，2017.

［66］钱森和，葛言顺，赵世光，等．超声波预处理芝麻粕制备芝麻多肽的研究［J］．中国油脂，2016，41（11）：105-108.

［67］赵世光，张焱，杨超英，等．酶法水解芝麻粕制备芝麻多肽［J］．中国油脂，2012，37（11）：28-31.

［68］邵元龙，董英．芝麻蛋白水解工艺优化及芝麻多肽组分抗氧化活性的研究［J］．中国粮油学报，2010，25（1）：69-73.

［69］Ranjana D，Amrita D，Chiranjib B．Preparation of sesame peptide and evaluation of antibacterial activity on typical pathogens［J］．Food Chemistry，2012，131（4）：1504-1509.

［70］Ben O S，Katsuno N，Kanamaru Y，et al．Water-soluble extracts from defatted sesame seed flour show antioxidant activity in vitro．［J］．Food

Chemistry, 2015 (175): 306-314.

[71] Namiki M. Nutraceutical functions of sesame: A review [J]. Critical Reviews in Food Science and Nutrition, 2007, 47 (7): 651-673.

[72] SUJA K P, JAYALEKSHMY A, ARUMUGHAN C. Freeradical scavenging behavior of antioxidant compounds ofsesame (Sesamum indicum L.) in DPPH system [J]. JAgric Food Chem, 2004, 52 (4): 912-915.

[73] Nakai, Harada. Novel antioxidative metabolites in rat liver with ingested sesamin [J]. Journal of Agricultural and Food Chemistry, 2003, 51 (6): 1666-1670.

[74] HUANG J N, SONG G, ZHANG L, et al. A novel conversion of sesamolin to sesaminol by acidic cation exchange resin [J]. European Journal of Lipid Science & Technology, 2012, 114 (7): 842-848.

[75] Hemalatha S, Ghafoorunissa. Sesame lignans enhance the thermal stability of edible vegetable oils [J]. Food Chemistry, 2007, 105 (3), 1076-1085.

[76] Cheng, F.C., et al. Neuroprotective effects of sesamin and sesamolin on gerbil brain in cerebral ischemia. Int J Biomed Sci, 2006, 2 (3): 284-8.

山药篇

SHANYAOPIAN

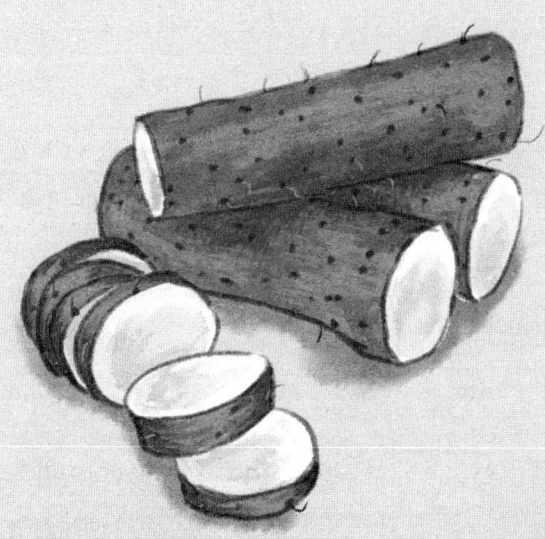

山药（Dioscorea Oppositifolia L.），是薯蓣科植物薯蓣的根茎，又名薯蓣、怀山药、怀山药、薯蓣、藷萸、署预、土薯、山薯、玉延、山芋、野薯，以及诸署、署豫、修脆、儿草、山藷、延草、王芋、薯药、蛇芋、野山豆、山板术、白苕、九黄姜、野白薯、扇子薯、佛掌薯、白药子等。山药属于缠绕草质藤本，单子叶植物，共有10属650种，广布于全球的温带和热带地区，我国有薯蓣属Dioscorea 1属，约80种。

山药地下肥大部位是块茎，垂直生长，形状有长圆柱形、圆桶形、纺锤形、掌状和团块状，不易折断。外皮有红褐、黑褐和紫红等颜色，肉白色，也有淡紫色，表面密生须根。块茎顶端具地上茎遗留的斑痕，其侧有一个隐芽。块茎下端有一群始终保持着分生能力的薄壁细胞。块茎停止生长后，先端逐渐变成圆钝，色泽呈浅褐色。山药块茎断面为白色，粉性，味淡，微酸，嚼之发黏。

山药的叶与腋间常生有肾形或卵圆形的珠状芽，称为"山药豆""零余子""珠芽"。叶上生，长圆不一；皮黄色，煮熟后变灰色，皮薄，肉白质细，有食补作用。山药豆味甘、性平，入脾、肺、肾经，其功能与山药大致相同，能补肺益气、健脾补虚、固肾益精、益心安神、强志增智、滋润血脉、宁嗽定喘、轻身延年。

一、山药的分类、品种、产地等概述

山药在我国的栽培与利用历史久远，原产山西平遥、介休，栽培主产于河南、山东、河北、山西等地，中南、西南等地区也有栽培。

作为中药材的山药一般称为淮山、怀山药、淮山药等,《中国药典》历次版本均有收载,其植物来源为薯蓣科植物薯蓣（Dioscorea opposita Thunb）的干燥根茎,是药用山药的法定基源植物。山药在我国传统医学中使用广泛,如流传最广、影响最大的药方六味地黄丸（号称"中药第一方"）中就有山药。

河南焦作地区（旧属怀庆府）是我国正宗中药山药的主产区,自明清以来,"怀庆山药"就被视为质量最佳的山药品种,是"四大怀药"（地黄、山药、牛膝、菊花）之一。另外,国内已有多个地方的山药申请获批国家地理标志保护产品,如"铁棍山药"（产自河南焦作）、"陈集山药"（产自山东菏泽陈集镇,包括"鸡皮糙山药""西施种子山药"）、"佛手山药"（产自湖北武穴）等。

（一）山药的分类

1. 根据山药块茎的形状,可分为三类

（1）圆山药：块茎为短圆形或不规则团块状,长15 cm左右,直径10 cm左右；茎圆形或有棱,叶片大而叶形多变,藤蔓生长势强,喜温暖湿润的气候。我国的圆山药主要分布在浙江、广东、广西、台湾等地,主要的栽培品种有紫玉淮山、农大圆山药1号、黄岩紫山药等。

（2）长山药：块茎圆形长柱状,长30～100 cm,有些品种的长度甚至超过150 cm,直径3～10 cm；茎圆形,叶片较小,叶顶端多为三角形,叶形为渐尖至锐尖；有些品种的叶腋间有珠芽。我国的长山药主要分布在陕西、河南、山东、河北、江苏北部等地。长山药是我国山

药的主要栽培品种，地方品种很多，主要的栽培品种有大和长芋、小白嘴、铁棍山药、九斤黄、麻山药等。

（3）扁山药：块茎扁平似脚掌，有些块茎呈扇面状，上窄下宽；长度30 cm左右，最长的不超过50 cm，宽度20 cm左右；块茎入土较浅，适应于浅土层和黏重土壤栽培。扁山药的茎大多数有棱，叶形多变，叶面积较大，叶脉凸出，有些品种叶面上有柔毛，藤蔓生长势强。我国的扁山药主要分布在江西、湖南、四川、贵州、浙江、广东、福建、江西等地，主栽品种有大和芋2号、佛手山药、脚板薯、安砂小薯等。

2. 根据山药是否为人工栽培，可分为两类

（1）栽培种：经过长期的人工栽培驯化的山药种类。生产上所有的栽培种都属此类。目前，我国人工栽培的地方品种有60多个。

（2）野生种：又称野山药，是指没有经过人工栽培驯化，在自然条件下自生自灭的山药种类。野生种山药广泛分布在热带和亚热带山区的灌木丛中、稀疏杂木林和森林的边缘地带等，温带地区也有少量分布。野生种和栽培种山药，由于地区的自然条件不同，采取的栽培措施不同，人工选择的目的、方向不同，就会发生不同的变异，由这样的变异结果可以产生一系列的亚种、变种、类型和品种等。

3. 根据山药栽培的类型，可分为两类

（1）普通山药：又名家山药，原产在我国的亚热带地区，是目前我国种植面积较大的栽培种之一，品种繁多，目前栽培的长山药多属此类。普通山药为单叶，互生、对生或3叶轮生；叶脉有7~9条；有珠芽或无；茎为绿色或紫色，圆形或有棱，右旋；块茎形状变化较大，多为长柱形。我国的普通山药主要分布在江西、广州、四川、浙江、台湾、陕西、河南等地，主栽培品种有铁棍山药、大和长芋、西施种子、长山细毛、嘉祥细毛长山药等。

（2）田薯：也叫参薯、大薯，地上茎多角形，有棱翼，叶片比普通山药大，田薯地下块茎多为团块状、短粗圆筒状等。我国的田薯主要分布在广东、广西、福建、台湾等地，主栽培品种有浙江黄岩紫山药、江西南城薯、广西苍梧大薯、广东大白薯等。

4. 根据山药品种的来源，可分为三类

（1）地方品种：地方品种大多是经过长期的自然选择和人工栽培选择而培育成的品种。主要的代表品种有温县铁棍山药、蠡县麻山药、嘉祥细毛长山药、菏泽西施种子、兖州米山药等。

（2）引进品种：从国外或者国内其他地方引进的栽培品种，具有本地品种缺乏的某些优良特性，能较好地适应当地生态环境。主要的代表品种有日本大和长芋、大和芋2号等。

（3）新培育品种：新培育品种是指应用各种育种方法，在产量、抗性、品质等方面培育出比现有品种更为优良的新品种。主要的代表品种有农大长山药、农大短山药、农大双胞山药、台农2号等。

5. 根据山药地下茎的用途，可分为三类

（1）食用山药：人畜可以食用的山药，大多为人工栽培的品种。

（2）药用山药：地下茎中富含生物碱等，人畜直接食用后易中毒，一般干制入药。多为野生种类，栽培种类较少。

（3）工业用山药：地下茎中含有薯蓣皂苷和鞣质等物质，主要用作工业原料，大部分为野生山药。

6. 根据山药的生育期长短，可分为三类

（1）早熟山药：块茎成熟早，生育期短，从播种到块茎收获160~170 d；一般8~9月收获上市。

（2）中熟山药：生育期适中，从播种到块茎收获180~210 d；一般9~10月收获上市。

（3）晚熟山药：生育期较长，从播种到块茎收获在220 d以上；一般10月以后收获；块茎大，产量高，山药品质较好。

7. 根据山药地下茎生长的方向和是否分枝，可分为两类

（1）根状茎：地下茎横生，为圆柱形或近圆柱形，有不规则分枝，有时有节，茎表面分布着须根。这一类多属于野生种，栽培种较少。

（2）块茎：地下茎垂直生长，不分枝，表面有许多须根。块茎的形状变化较大，有长圆柱形、短圆柱形、卵圆形、梨形、团块形、不规则形等多种类型。一般每株一个块茎，极少数种类在块茎顶端有几个小块茎。我国山药的栽培种大多属于此类。

（二）山药在我国的种植区域

山药在我国分布极为广泛，根据气候条件和山药生产的特点，可将我国划分为五大山药栽培区。

（1）华北区：包括山东、山西、河南、河北、江苏北部、安徽北部、陕西的部分地区。

（2）华中区：包括长江流域、淮河流域和四川盆地等广大地区。

（3）华南区：包括台湾、海南、广东、广西、云南、贵州、江西、福建等地。

（4）东北区：包括辽宁、吉林、河北北部、内蒙古的东部等地。

（5）西北干燥区：包括新疆、甘肃和内蒙古包头等地。

21世纪初期，山东、河南、河北、山西、江苏、湖北、广西等省区的山药种植面积均在1万公顷以上。随着山药种植效益的不断提高，全国山药种植面积呈现高速扩张，尤其是河南、山东、广西和河北四个主产地，种植面积分别达到6万公顷、5.5万公顷、2.4万公顷和2.5万公顷。近年来，山东、河南和河北三省，依靠自身优良品种和良好的农业基础等优势，占据国内和出口山药市场份额的60%左右。表3-1所示为我国部分山药品种及其亩产量。

表3-1 部分山药品种及其亩产量

山药品种	产量
铁棍山药	亩产2000多斤
细毛山药	亩产2000～3000斤
麻山药	亩产4000斤
大和长芋	亩产5000～6000斤
水山药	亩产10000斤

（三）"山药"名称的演变

"藷薁"，是山药的别称，有关山药最早的文字记载见于先秦地理著作《山海经》："又南三百里曰景山，南望盐贩之泽，北望少泽，其上多草藷薁。"《汉语大词典》中也指出："藷薁"即为"薯蓣"。"藷"是"薯"的异体字，"藷薁"即"薯蓣"的异名，因而"藷薁"应是山药最早的称谓。

在漫长的历史发展过程中，山药出现过多种别名。魏国吴普《吴氏本草》云："（薯蓣）秦楚名玉延，郑越名土藷，齐名山芋。"东晋著名学者郭璞给《山海经》作注时提道："（藷薁）根似芋，可食。今江南人单呼藷（音储），语或有轻重耳。"南朝时，山药依旧被称为薯蓣，并出现了山芋、土薯的别名，"山药"这一称谓此时仍未出现。

宋代《尔雅翼》介绍："唐代宗讳'预'，故呼'署药'，今人呼为'山药'，一名'山芋'。""薯蓣"因避讳唐代宗李豫与宋代英宗赵曙而改称为"山药"，多处古籍与近现代文献中有相关记载。唐代的一些诗文中开始出现"山药"之名，例如韩愈《送文畅师北游》诗云："僧还相访来，山药煮可掘。"韦应物《郡斋赠王卿》诗云："秋斋雨成滞，山药寒始华。"

清官修农书《授时通考》："山药原名薯蓣，一名土藷，一名玉延，一名修脆，一名藷薁，一名山芋，一名儿草。"山药的别名与俗名达350种之多。

（四）我国古代山药的产地分布

我国古代关于山药产地分布的记载，最早见于先秦时期的古籍

《山海经》:"景山,北望少泽。其草多薯蓣。"其中的景山位于今山西省闻喜县。魏晋南北朝时期及之前,记载山药产地的史料甚少,成书于东汉的《神农本草经》:"生嵩高山谷""薯蓣以河南怀庆者良",即今河南省登封市的北嵩山与河南焦作市。魏晋时期,郭璞注《山海经》谓薯蓣产于江南,当时的江南一般指湖南、江西一带。南北朝时期《本草经集注》中提道:"今近道处处有,东山、南江皆多掘取食之以充粮。南康间最大而美,服食亦用之。"东山位于现湖北荆州,南江或指今湖北江陵附近的一段长江干流,南康即今江西赣州市。

隋唐至宋元时期,人工栽培技术逐渐普及,古籍中对山药产地的记载也在增多。隋唐《新修本草》云:"蜀道者优良。"即指四川的山药较优质。唐人马总的《意林》曰:"藷藇,本出三辅,白色者善。"三辅指今陕西西安地区。《新安志》:"预药似藷,盖尝以为贡。"新安指今安徽省黄山市。

明清时期大量涌现的地方志提供了翔实可考的山药产地,从史料看,这一时期河南省的山药产地较其他各省分布得更为密集。《河南通志》曰:"山药河内最著。"《救荒本草》曰:"怀孟间产者,入药最佳。"怀孟在明清时期即为怀庆府,相当于现今的焦作市辖境,包括温县、孟州、沁阳等地。

(五)我国古代山药栽培技术的演变

山药适应性强,是我国最古老的农作物之一,虽然很早就被《山海经》与《神农本草经》收录其中,但那时的山药仍为野生,还未进入人工栽培阶段。

山药人工栽培最早的文字记载是南朝宋刘敬叔所著《异苑》中的一段文字："薯蓣，一名山芋。根既可入药，又复可食。野人谓之土薯。若欲掘取，嘿然则获，唱名者便不可得。人有植者，随所种之物而像之也。""人有植者"明确地向人们昭示：人工种植山药的历史，最早可追溯到南北朝时期。

及至唐代，山药的人工栽培技术渐趋成熟，人们已摸索出具体的栽种方法。王旻的著作《山居要术》便记述用山药种子进行栽培的方法："择取白色根如白米粒成者，先收子。"这是用完整的子山药进行种植。

经过唐代的发展，宋人积累的栽培经验更加丰富。宋代苏颂《本草图经》中对山药的种植有详细的记述："（以前）二月、八月采根，今人冬春采。"首先，采种的时间不同。其次，宋人在栽种山药的过程中更注意细节的改善，一是对支架的高度进行精准限制；二是探究出基底及肥料的优劣与灌溉的最佳时节；三是山药的生长周期有所缩短，从唐时的"经年可食"，改善至宋代的"当年可食"，生产效率显著提高。

元代出现了用零余子繁殖山药的栽培方法，元代鲁明善《农桑衣食撮要》所载"种山药"条就介绍了此种方法，具体步骤如下：先锄地挖坑垄，坑中用芝麻秸铺填；然后挑选上有白粒芒刺的山药，用竹刀切下长度为一两寸的段块，依次挨着排放在土坑中，上面覆土约5寸；旱时浇水，施肥时忌人粪，牛粪、麻枯为宜；苗长出后，用竹木做支架。

明末,徐光启《农政全书》中讨论了几种栽培山药方法的好坏:"山药用子作种,生绝细。有用宿根头者亦,须根大方可用。不若迳用大薯断作种为便。"即以种子培育的山药太细,拿来繁殖山药的宿根须粗大,在他看来,用块根切段的方法栽培山药最实用。

至清朝,山药栽培技术基本固定下来,未出现太多技术革新,只是与前代稍有不同,操作似乎简单一些。清代丁宜曾在《农圃便览》中介绍的山药种植方法为:"种山药,先于年前开沟,入春解冻,填牛粪乱草半沟,上加土筑实。横埋山药栽于上,覆粪土与沟平,时加浇灌,俟芽生培之。比地高寸余,以竹树枝架起。忌人粪。"

(六)我国古代山药储藏方法

山药的储藏至关重要,它不仅关系百姓的生存补给,更影响到来年山药是否能正常种植与产量的多少。最常用的藏种方法为窖藏,金朝的《务本新书》首次出现了山药种子窖藏过冬的记录:"外将芦头另窖,来春种之,勿令冻损。"即将山药储藏在保暖的地窖,以防冻坏,开春种下。元代又出现了类似的做法,《农桑辑要》引《地利经》云:"收子后,一冬埋之,二月初,取出便种。"收获零余子后,为防止冻坏,将种子埋入土中,二月气候回暖后再取出种植。至明代出现了具体、可操作性强的藏种法,被徐光启记录到《农政全书》中:"又曰藏种法,于南簷下向日避风处,掘土窖深二尺,下用砻糠铺二三寸,次下种。仍以砻糠盖之,次下土盖之,临种时起用。"即在阳光充足通风处挖地下式土窖，窖内先铺一层砻糠用以保持干燥、温暖，放一层山药种，铺一层砻糠，最后用土遮盖。这种方法科学有效，直至今日有些地方仍在采用。

为方便久藏，古人喜爱将山药晒干后存留。北宋庞元英《文昌杂录》介绍了制山药干的两种方法："刮去皮，以厚纸裹挂于风中，最良。又置焙笼中，下铺茅数寸，以微火烘之，亦佳，作汤点，如新者。"就是说，一种方法是刮去皮，用厚纸包裹，挂于阴凉通风处，使之自然干燥；另一种方法是放置于焙笼中，下面铺上数寸厚的茅草，以微火慢慢烘干。山药干或自留食用，或上贡给朝廷，《浙江通志》云："薯蓣出四明者佳……二月八月采根。令人刮之，白色为上，青黑者不用，曝干入贡。"

（七）山药的种植与繁殖技术

野生山药常生长于海拔150～1500米的山坡、山谷林下，溪边、路旁的灌丛中或杂草中。山药是短日照、喜温作物，苗期生长最适温度15℃～20℃，生长盛期最适温度25℃～28℃，20℃以下生长缓慢；适宜生长在疏松、肥沃、土层深厚的土壤中。山药比较耐旱，但不耐涝，不宜种在地下水位太浅或过分潮湿的土壤中，土壤含水量以18%左右为宜。山药要求地势向阳、背风的沙质土或壤土，土壤为微酸性至微碱性，土层要求深厚、肥沃。质地黏重、过沙或碱性强的土壤不宜栽种。

山药繁殖一般采用芦头繁殖法和零余子育种繁殖法。

芦头繁殖法：多用块根上端有芽的一截作种，称为芦头。在头年冬季挖采薯蓣时选择颈短、粗壮、无分枝及无病虫害的块根，块根能在地下越冬。块根吸水力弱，切下后不久就会枯萎，所以喜稍湿润的环境。

零余子育种繁殖法：霜降前后，山药地上茎叶将黄萎时，从叶腋间摘下或拾起落地的零余子，晾2~3 d后，装入木箱储藏。储藏期内应注意适当通气。用零余子繁殖需经1年培育，获得块根作种。

（八）种植山药发生连作障碍的原因

连作障碍，是指同一作物或近缘作物连续在同一土壤上栽培（连作）之后，即使在正常管理的情况下也会产生产量降低、品质变劣、生育状况变差的现象，已成为制约山药产业发展的主要问题。山药发生连作障碍的原因主要有以下三点。

1. 土壤理化性质的恶化

土壤理化性质的变化包括土壤酸化以及土壤元素平衡的破坏。在连作情况下，连续在同一块地中种植相同的作物，由于作物对土壤中营养元素的选择性吸收，而且农民为了保证收成，一般都是连年大量施用相同或成分相似的肥料，加上有机肥不经过腐熟或肥料施用方法不当等操作，容易导致连作后的土壤中某些选择吸收的元素急剧减少，从而造成土壤中营养元素的结构比例失衡、相互作用改变，特别是土壤中微量元素含量水平低下，引起作物的生长和生育缺陷。

2. 土传病害的加剧

同一地块经过同一种作物连年种植后，由于土壤理化性质等影响微生物生长发育的条件的变化，一些有益微生物的生长和繁殖受到抑制，而一些有害微生物繁殖速度加快，土壤微生物群落结构的平衡状态被打破，不但导致肥料的分解发生困难，而且引发的相关病害增加、蔓延速度加快，且逐年加重。

3. 植物自毒物质的积累

植物自毒物质的积累，是指植物根系生长过程中分泌的抑制同种或同类作物正常生长的有毒有害物质积累增加。土壤中残留的自毒物质可通过刺激病原微生物而使病害加重，从而间接影响作物的发育，导致连作障碍的发生。

（九）山药根茎畸形的形成原因

山药在生长过程中受到多因素的影响，根茎有时会出现不同程度的畸形。常见的畸形有疙瘩根茎、根茎分枝多、根茎扁平、大脚板形根茎和瘤状突起等。畸形山药一方面采挖难度大，生产成本高；另一方面品相不好，不方便清洗，市场价值降低，影响经济效益。

彭慧等以农大长山药1号、怀山药、太谷山药作为研究对象，分别施用完全等量的充分腐熟的有机肥，在水分、光照等外界条件相同的情况下，3个品种根茎畸形率并没有显著差异，根茎畸形率分别为5.30%、6.00%和5.70%。研究发现，土壤过湿时山药根茎畸形率最高，出苗和茎叶生长旺盛时期如果土壤的含水量过高，山药易发生烂根，后期就可能导致山药畸形。这是土壤对根茎畸形的影响。

周亭英等研究发现，在山东省单县种植的5种山药中，九斤黄山药产量最高，畸形的数量最多，铁棍山药产量相对较低，但畸形数量较少。可见品种也是影响山药根茎畸形的因素之一。

马建华等研究了不同土壤容重构型对山药形态和产量的影响,发现土壤紧实度会影响山药生长,土层越紧实,土壤通透性越差,山药向下扎根越困难,难以继续直立生长就会侧向生长。随着土壤紧实度的增加,山药分叉比率也在增加,分叉是山药畸形类型之一。

还有研究发现,栽培技术如整地、田间操作及施肥等也能导致山药的根茎畸形,因此规范栽培技术显得尤为重要。

各因素以不同方式、不同程度影响着山药根茎的正常生长,使其出现不同程度的畸形,生产上应针对造成山药根茎畸形的因素采取措施,以保障山药的优质高产。

(十)山药新型储藏保鲜技术

古争艳在研究不同储藏方法对山药品质影响中发现,低温储藏技术目前仍是最佳的山药储藏保鲜方法。

王彦博研究了低温及套袋处理对山药的保鲜效果,得到山药的最佳储藏条件为:最适储藏温度为7℃,并用PE保鲜袋敞口包装储藏。在该条件下,过氧化物酶活性较高,维生素C含量下降趋势缓慢,腐烂指数仅为0.6%,褐变率仅为0.2%,山药的各项指标较好。

张晓玲等研究表明,紫山药不耐高湿和低温,最适宜储藏条件为温度12℃~16℃、相对湿度75%~85%,适当通风,此条件下储藏时间可达6个月,完好率达90%以上。储藏温度低于12℃时常出现低温伤害。

薛婧以紫山药为试材,研究了山药采后在不同温度、不同湿度条件下的储藏效果，结果表明，用PVC袋包装（敞口）并结合适宜低温，能够显著减少山药的水分蒸腾，抑制呼吸作用，从而显著降低山药的失重速率，延长保鲜期。山药储藏保鲜的最佳工艺参数为：采收，及时运输并在0℃下预冷→分级，剔除机械损伤、病虫害等不合格山药→温度4℃、相对湿度80%~85%，山药在该条件下可储藏150 d，其失重率为4.4%，腐烂率为2.1%。

（十一）紫山药的"紫"是因何得名

紫山药块茎肉色带紫色、粉色，属于山药的紫红肉品种群，除具有普通山药富含的蛋白质、维生素、多糖、矿物质、黏液质、尿囊素等营养与保健成分外，还含具有抗氧化作用明显的"花色苷类物质"，这种水溶性的天然色素，使其呈现出紫色。Yoshida K等采用核磁共振技术从日本紫山药中分离并鉴定出Alatanin A、Alatanin B、Alatanin C三种花色苷。高华杰初步鉴别了4个花色苷类化合物，按母核种类分为矢车菊类花色苷和芍药色素类花色苷，其中，矢车菊类花色苷含量达82.3%。

周燕琼等通过特征颜色反应、紫外，可见光谱、薄层层析和纸层析，认为云南紫山药块根皮和肉的色素可能均为飞燕草色素3，5-二葡萄糖苷和矢车菊色素3-2葡萄糖—葡萄糖鼠李糖苷。傅靖采用紫外、红外、液质联用鉴定方法判断紫山药色素属于花青素类，主要成分为飞燕草葡萄糖苷。于东等从紫山药中鉴定出矢车菊素-3-葡萄糖苷或半乳糖苷的双咖啡酰化物、矢车菊素-3-二糖苷的芥子酸酰化物、矢车菊素-3-二糖苷阿魏酸的酰化物、芍药色素-3-二糖苷的芥子酸酰化物。刘玉芹从紫山药中鉴别出8种花色苷：分别为矢车菊-3，5-双葡萄糖苷、矮牵牛花-3-芸香苷、矢车菊-3-芸香苷、矢车菊-3-（芥子酰基）-葡萄糖苷-5-葡萄糖苷、矢车菊-3-（芥子酰基）-双葡萄糖苷-5-葡萄糖苷、飞燕草-3，5-双葡萄糖苷、芍药-3-（4芥子酰基）-龙胆二糖苷、天竺葵-3-（丙二酰基）-葡萄糖苷。

（十二）陈集山药的相关历史记载

陈集山药有着2000余年的栽培历史，是山东省菏泽市定陶区陈集镇特产。《定陶县志》记载：春秋末期，商祖范蠡弃官经商，携西施从越国迁居到"天下之中"的陶丘（今定陶区）定居经商，因西施有"食薯蓣（山药），美体容"之好，故引种薯蓣，在陶丘北（今定陶区陈集镇）沙壤平川繁衍驯化。

清道光元年（1821年），陈集镇陈集村的谷韫璨（字宝岩，1794—1861）考中武进士，历任省塘、山西游击，抚标中军参将，蒲州副将，湖南衡州、永州总兵，广西水陆提督等职。谷韫璨曾多次将家乡陈集山药进贡朝廷。

光绪年间，陈集东李庙村李守身在清廷做侍卫，将陈集种植的山药进贡于光绪皇帝，光绪食后大喜："此山药乃珍品也！"

据《定陶县志》记载：清朝光绪年间，（山药）曾为贡品，主要集中在现陈集镇一带，时称"陈集山药"。其产品以"细、长、直、圆，质地坚硬，面、甜、香、绵"见长。陈集谷氏族谱有记：陈集山药献皇上，保健佳品响四方，道光食之赞珍品，百姓效仿食御粮。"陈集山药"亦在此时正式得名。

陈集镇位于山东省菏泽市定陶区北部，东经115°38′，北纬35°12′。土质为沙土或沙壤土，质地疏松，块茎在土壤中生长阻力较小，土壤透气性好，有利于山药的生长。山药种植区土地肥沃，富含铜、钙、铁、硒、锌等矿物元素，为山药品质的提高提供了物质保障。再加上陈集镇雨热同季，光热充足的气候特点，有利于养分积累，适于山药的生长发育。陈集镇没有大型重工业和严重污染企业，无污染源。特殊的地理环境，为陈集山药的良好品质奠定了基础。

（十三）焦作怀山药的相关历史记载

史书记载，周平王三十七年（前734年），卫桓公举怀山药、怀地黄、怀牛膝、怀菊花向周王室朝贡，周王室用后大悦，赞其为"神物"。从此"四大怀药"成为历朝贡品。"四大怀药"的独特功用被《本草蒙筌》列为上品，称"山药以河南怀庆者良"。"四大怀药"中，以怀山药居首，俗语云，怀地黄、怀山药生长一次，拔尽十年山川地气。

清乾隆年间，怀山药生产达到鼎盛时期，怀庆府组成"怀帮"经营怀山药，赚得钵满盆溢。民间有云："十三帮一大片，抵不上怀帮一个店。"

20世纪20年代，今焦作温县的几位药农从山西太古引进部分高产的山药品种，引种几年后，引进的产品味道与药力都逐步趋同于本地品种。

抗日战争期间，日本曾派专家将今焦作市武陟县辖区内的山药品种及土壤运回日本，分析研究并尝试调配土壤进行山药等中药材的种植实验，结果长出的山药徒具其"形"，用于临床才发现药力大大下降。中国的山药把"神"留在了中国。

中华人民共和国成立后，计划经济时期，焦作市武陟、温县、孟州、沁阳等县多数农户靠种植山药维持生计。1962年，我国从《本草纲目》1892种中草药中选出44种为"国药之宝"，怀山药名列其中。20世纪70年代，政府为缓解怀山药供应紧张，曾组织18省区到焦作市武陟县引种，结果本地品种在其他地区种植后，很快就出现品种退化、药力大减的现象。

《温县志》记载：20世纪七八十年代，受"以粮为纲"思想影响，产量低、轮作期长的"铁棍山药"种植走向衰落，品种濒临灭绝。进入21世纪，随着大众对健康的关注，怀山药的发展迎来巨大商机。2008年9月8日，时任总书记胡锦涛同志来河南省视察时，专门考察了焦作的怀山药。

2017年，中国社会科学院食品安全课题组、中国社会科学院中医药课题组牵头，中国科学院、中国中医科学院以及中医药大健康保健机构的专家学者一行20余人，在"四大怀药"核心产区之一的武陟县大封镇召开座谈会，探讨山药中医药发展及政策的最新动态。

二、从食物与健康科学证据共识的角度解读山药食用健康功能

（从现代科学角度解读相关古籍记载）

传统中医学认为，（山药）甘、温、平，无毒。主治伤中，补虚羸，除寒热邪气，补中，益气力，长肌肉，强阴。补脾养胃，生津益肺，补肾涩精。用于脾虚食少、久泻不止、肺虚喘咳、泄泻便溏、肾虚遗精、带下、尿频、虚热消渴。久服，耳目聪明，轻身不饥延年。

《敦煌遗书》记载，唐代就曾以山药为主制成具有重要食疗价值的"神仙粥"，为食疗之佳品。许多传统中医滋补方剂，如六味地黄丸、杞菊地黄丸、归脾汤、参苓白术散等中药都含有山药。从明代流传至今的益寿食品——八珍糕，由山药、山楂、麦芽等8味中药研为细末，和以米粉制成的糕，用于治疗老人、小孩的脾胃虚弱、食少腹胀、面黄肌瘦、便溏泄泻之症，效果显著。我国原卫生部公布的《按照传统既是食品又是中药材物质目录》名单中就有山药。

（一）传统中医学对山药的评价

《本草纲目》："味甘，性平。益肾气，健脾胃，止泄痢，化痰涎，润皮毛。"

《神农本草经》："味甘，性温。主治伤中，补虚羸，除寒热邪气，补中益气力，长肌肉，久服耳目聪明"，认为山药补虚与祛邪并用，偏重补益，被列为上品。

《药性论》:"补五劳七伤,去冷风,止腰痛,镇心神,补心气不足,患人体虚羸,加而用之。"强调山药镇静安神之功。

《食疗本草》:"治头疼……助阴力。"

《伤寒蕴要》:"补不足,清虚热。"

《药品化义》:"生者性凉,熟则化凉为温。"

《名医别录》:(续补)"主治头面游风、风头、眼眩,下气,止腰痛,补虚劳、羸瘦,充五脏,除烦热,强阴"的功用,除补益外,多属新增。

《日华子本草》:"助五脏,强筋骨,长志安神,主泄精健忘。"补叙"强筋骨""主泄精",从补肾角度完善山药功能。

《本草衍义补遗》:山药"消肿硬"用其生者,治疗疮疡肿毒应用生山药。

《本草经疏》:以"其味甘",故能"补脾""除大热""益阴气""缓中",从补益脾胃方面拓展山药功用。

《本草求真》:"入滋阴药中宜生用,入补脾肺药宜炒黄用。""本属食物,气虽温而却平,为补脾肺之阴。是以能润皮毛、长肌肉,味甘兼咸,益肾强阴。"

《药性解》:(山药)归"脾、肺、肾经",所述"补阴虚,消肿硬,健脾气,长肌肉,强筋骨,疗干咳,止遗泻,定惊悸,除泻痢",比较全面地概括了山药的功用。

《汤液本草》:"手太阴经。"

《伤寒蕴要》:"入手、足太阴二经。"

《得配本草》："入手、足太阴经血分，兼入足少阴经气分。"

《中国常用中草药》："山药补脾养胃，生津益肺，补肾涩精。主治脾虚食少，久泻不止，肺虚咳喘，肾虚遗精，带下尿频，虚热消渴。"

朱震亨："生捣贴肿硬毒，能消散。"

《饮膳正要》卷二："山药粥用怀山药为末，四六分配米，煮粥食之，甚补下元。"

宋代刘元宾《神巧万全方》："薯蓣拨粥方"（山药、白面、豆豉汁）。元代《萨谦斋经验方》载"山药粥"（山药、糯米、砂糖、胡椒）治日久泄泻。

《中国药粥谱》："山药同粳米煮粥吃，具有健脾养胃，补肺益肾之功效。常服多食，久病可愈，无病养身，可谓健康药粥之冠也。"

清代医家陈修园：（山药）气平入肺，味甘入脾，而脾统血，主四肢，脾血足则不饥，四肢轻捷；肺主气，肺气充则轻身，气为之倍增；又因其质地稠黏，能补肾填精，精足则强阴，延年益寿。

近代医家张锡纯善用山药，其对山药粥的应用可谓得心应手，灵活多变。一味薯蓣饮疗泄泻，山药鸡子黄粥疗久泻，珠玉二宝粥疗虚热劳嗽，即一切阴虚之证。山药与阿胶理血汤用二药配伍以补肾之虚。山药与龙眼肉资生通脉汤中，龙眼肉配山药以滋胃阴，俾其酸汁多生。

九珍糕始自明朝，被视为可年益寿的上品，它主要含有研磨成粉的山药、麦芽等8味中药材，再配以米粉做成美味的糕点，对于老人和小孩的面黄肌瘦、脾虚、胃虚等不适症状，具有非常好的疗效。

文学著作中也常有关于用山药食补的记载。在《红楼梦》中见于多处。例如，第十回张太医给秦可卿开的益气养荣补脾和肝汤。第十一回中提到了枣泥山药糕，是贾母得知秦可卿身恙送于她调理身体的。第二十九回说的左归丸、右归丸、六味地黄丸等皆有山药。可见古人非常重视山药在保健方面的应用。

归纳历代本草所述，山药功能可概括为：

（1）补中（伤中、补中、益气力、长肌肉、补脾、健脾气）。

（2）补肾固精（泄精、泄滑、遗泻、梦遗、止腰痛、强筋骨）。

（3）补虚（诸虚百损、补虚劳、虚羸、五劳七伤）。

（4）止咳（干咳）。

（5）安神（镇心神、安魂魄、开通心窍、心气不足、惊悸、健忘）。

（6）解毒消肿（疮痈、热肿、肿硬、头面游风）。

（7）止痢（噤口痢、泻痢）。

（8）清热除烦（虚热、烦热）。

（9）止痛（风头、缓中、腰痛）。

（10）益气养阴（除大热、益阴气、补阴虚）。

（二）山药传统炮制方法的发展历史

山药作为常用中药材，炮制方法不尽相同，不同的炮制方法对其功用的影响也不同。山药的净制、切制始见于唐代。在《食医心鉴》中首见有"刮去皮""拍令碎用"的简单记述。采用热处理方法炮制山药，也始于唐代，如在《食疗本草》中就有了"熟者和蜜"的记载。

到了宋代，山药的炮制有了进一步发展，《经史证类备急本草》曰："刚刀削去上赤皮，洗去涎。"《本草图经》云："取粗根，刮去黄皮，以水浸，末白矾少许添水中，经宿取，净洗去涎，焙干。"而切制方法也有"捣为末""捣细，筛为粉""剉细"等多个方法；加热炮制也有了"蒸用""半生半炒黄""微炒""制"等不同要求。辅料的运用也是这一时期的重大发展，如《普济本事方》中记录了"姜炙"，《类编朱氏集验医方》中记录了"酒浸一宿""酒蒸用"。

元代《活幼心书》对炒制的火候有了要求："慢火炒令热透"，切制方面有"半打糊""剉作小块"等方法。此外，还出现了两种辅料制和药制，如在《瑞竹堂经验方》新增加有"酒浸，北五味子同炒干燥，不用五味子"。

《本草纲目》对净制的描述更为详细："冬月以布裹手，用竹刀刮去皮，竹筛盛，置檐风处，不得见日，一夕干五分，候全干收之。或置焙笼中，微火烘宜佳"；切制方法规范为"水润，切片"；单纯加热法新增了"烘干"；辅料的使用也多种多样。《先醒斋广笔记》还首创了"醋煮"的方法。

清代单纯加热的方法新增了"炒焦"和"微焙"两种，辅料制除沿用姜汁如"生姜汁拌炒""一两，用干姜三钱煎汁收入，去干姜"，乳汁如"乳浸晒三次""乳汁蒸晒"，在《握灵本草》中增加"矾水煮过"的记载。

（三）从食物与健康科学证据共识的角度，科学解读《药性论》中（山药）"补五劳七伤，镇心神，补心气不足"之功能

"五劳"是指久视伤血，久卧伤气，久坐伤肉，久立伤骨，久行伤筋。"七伤"是忧愁思虑伤心，大怒气逆伤肝，形寒饮冷伤肺，大饱伤脾，强力举重、久坐湿地伤肾，恐惧不节伤志，风雨寒暑伤形。总体来说，这些均为诸虚百损之症，需增强免疫力来调节。

樊乃境等研究了山药蛋白肽对小鼠的免疫调节作用。采用环磷酰胺皮下注射构建免疫功能低下小鼠模型，通过口腔灌胃不同剂量的山药蛋白肽，并做对照，通过免疫器官、免疫细胞、免疫活性物质三方面探讨山药蛋白肽对小鼠的免疫调控作用和作用机制。研究表明，山药蛋白肽能通过激活和保护免疫系统中的免疫器官、免疫细胞和免疫活性物质发挥免疫调节作用，进而增强机体的免疫防御能力。

许效群等从提取淀粉后的山药汁液干粉中提取多糖，探讨其体外抗氧化活性和对正常小鼠的免疫调节活性。结果表明，山药多糖的还原力随着浓度的提高显著增强，对羟自由基、氧自由基、DPPH具有较强的清除能力，并呈一定的剂量关系，清除率分别可达到92.73%、84.72%、89.14%；与正常对照组小鼠相比，中、高剂量组的免疫脏器指数和吞噬细胞的吞噬指数、血清溶血素水平均显著提高，其中，高剂量组均达到极显著水平，高剂量组还极显著增加迟发型变态反应引起的小鼠足跖厚度，均说明山药多糖具有较好的抗氧化性和免疫增强活性。

郝丽鑫通过研究山药水溶性多糖的免疫作用，设置对照饲喂小

鼠，结果发现，正常组小鼠的脾脏和胸腺指数分别增加约22%和42%；免疫力低下组小鼠的脾脏和胸腺指数分别增加37%和90%。研究结果说明，水溶性山药多糖具有体内免疫活性，不仅能提高正常小鼠的脾脏及胸腺指数，也可以改善、恢复免疫低下小鼠的脾脏及胸腺指数，进而提高免疫功能。

（四）从食物与健康科学证据共识的角度，科学解读《本草纲目》中记载（山药）"益肾气，健脾胃，止泻痢，化痰涎，润皮毛"之功能

蔡宝昌等在通过建立脾虚泄泻小鼠模型研究山药麸炒后多糖成分对胃排空率及肠推进率的影响，同时以胸腺指数和脾脏指数作为衡量模型动物体内免疫水平的基本指标。从实验结果观察：山药麸炒后，多糖成分能显著抑制模型小鼠的胃排空率及肠推进率，且有制品优于生品的趋势；胸腺指数及脾脏指数均有一定增加。推测免疫调节可能是山药多糖补脾作用的机制之一。傅怡等发现，尿囊素具有保护胃黏膜的作用，对于阿司匹林所致大鼠急性胃黏膜损伤具有显著的保护作用。陈肖真等研究了山药多糖的吸湿、保湿性能和体外透皮吸收率，发现山药多糖具有良好的吸湿性、保湿性和透皮吸收性。

李雪欣等发现，纳米山药多糖结合微生态调节剂可恢复大鼠血管活性肠肽、胃动素、生长抑素和p物质的水平，改善胃肠功能。高启禹等发现，高剂量山药多糖可增加肠道益生菌数量，减少致病菌增殖，调节菌群平衡，具有调节胃肠动力及改善胃肠功能的作用。

从这一系列科学实验可知，山药的确具有"益肾气，健脾胃，止泻痢"的功效。中医认为，"百病皆由脾胃虚而生""人以水谷为本，脉无胃气亦死"等观点认为，调理脾胃对于防病治病具有重要意义。脾与胃互为表里，健脾对人体消化系统有直接助益功能，同时"脾主肉"，从而达到"润皮毛"的效果。

（五）从食物与健康科学证据共识的角度，科学解读《名医别录》中记载（山药）"主治头面游风、风头、眼眩，下气，止腰痛"之功能

《中国药典》记载含山药复方可治疗风眩头痛、头痛、牙齿疼痛、腰胯疼痛、血风体痛、腰痛、风湿痹等病症，推测其具有止痛之功。实验和临床研究表明，山药具有角质松解、水合、麻醉镇痛、抗刺激物、促进上皮生长、消炎、抑菌等作用。山药中所含尿囊素对于手足皲裂、鱼鳞病、银屑病、多种角化性皮肤病及消化性溃疡的医疗提供了新的可能有效的途径。

房杏春等研究表明，山药中尿素囊具有麻醉镇痛作用，山药素皮内注射对豚鼠也有局部麻醉作用。薯蓣皂苷在结构上属于螺旋甾烷类，与具有抗炎镇痛作用的甾体抗炎药在结构上有一定程度的关联。

郭亚春等研究表明，薯蓣皂苷元可能通过抑制STAT3蛋白，进而抑制VEGF表达，减轻类风湿关节炎小鼠的关节炎症反应。刘健等对膝骨关节炎进行了中医证候分布规律及相关因素的回顾性分析，结果发现在膝骨关节炎类风湿麻痹、风寒湿痹和肝肾续亏三症治疗中均需要山

药组方，使用频率为100%。

（六）从食物与健康科学证据共识的角度，科学解读《本草经疏》中记载（山药）"生捣敷痈疮，能消热肿"，《得配本草》中记载"生者捣敷疮毒，能消肿硬"之功能

山药尿囊素具有修复上皮组织、促进皮肤溃疡和伤口愈合的作用。体血清尿囊素水平可能是炎症性风湿病中有价值的指标。黄桢等在研究复方尿囊素乳膏对小鼠皮肤溃疡的愈合作用时，建立了小鼠皮肤创伤和烫伤2种皮肤溃疡模型，记录用药组和对照组小鼠皮肤溃疡面积，用显微镜观察溃疡面炎症细胞浸润情况。结果显示，和自身对照组相比，复方尿囊素乳膏可明显缩小小鼠皮肤溃疡面积（$P<0.001$），同时炎症细胞浸润也有明显减少（$P<0.001$）。药效学实验证明，复方尿囊素乳膏可以明显促进小鼠皮肤溃疡的愈合，缩小皮肤溃疡面积，显著减少炎症细胞浸润。经局部皮肤刺激性实验表明，本制剂在整个用药期间无刺激性，有望成为临床上治疗各类皮肤溃疡的安全有效的新制剂。

余莲等提取山药多糖并用纸片法对其进行抗菌活性研究，抗菌实验表明，山药多糖对金黄色葡萄球菌、大肠杆菌、枯草芽孢杆菌、白色念珠菌属于中敏感，对肠炎沙门氏菌属于低敏感，说明山药具有抑制细菌生长、促进组织修复的作用。

（七）从食物与健康科学证据共识的角度，科学解读《神农本草经》中记载（山药）"久服耳目聪明"之功能

薯蓣皂苷是一种存在于薯蓣根中的甾体皂素。李印等探讨了薯蓣皂素对人视网膜色素上皮细胞系的增生、迁移的影响。实验用不同浓度的薯蓣皂素（分别为5 μg/mL、10 μg/mL、20 μg/mL、30 μg/mL、40 μg/mL、50 μg/mL、60 μg/mL和70 μg/mL）处理 ARPE-19细胞24 h，观察薯蓣皂素对视网膜色素上皮细胞的增殖抑制作用。随之与对照组相比，对细胞增殖的抑制率依次为21.3%、52.8%、79%、82.2%、85.1%、87.3%、96.8%、99.2%。结果表明，薯蓣皂素能有效抑制ARPE-19细胞的增殖、迁移，可在抑制增生性玻璃体视网膜病变的发生与发展中作为一种新药物。

黄俊珺等研究了含山药复方对视网膜色素变性患者的视力和视野的影响，结果表明，养肝明目汤（由熟地黄、枸杞子、石斛、决明子、牛膝、山茱萸、川芎、山药、茯苓、丹皮、泽泻组成）在提高临床疗效、改善患者视力及视野方面，均明显优于常规西药治疗的对照组，值得临床推广应用。

刘香等用降糖明目汤（生黄芪、生地、熟地、丹参、赤芍、山药、仙鹤草、青葙子等）治疗糖尿病视网膜病变患者，表明降糖明目汤具有益气养阴、清肝明目、活血化瘀的作用。

(八)从食物与健康科学证据共识的角度,科学解读《神农本草经》中记载(山药)"轻身不饥延年"之功能

刘哲在探讨怀山药多糖的体内抗衰老活性实验中,通过腹腔注射D-半乳糖构建小鼠衰老模型,分别给予不同浓度的怀山药多糖,通过水迷宫实验来判断怀山药多糖对衰老小鼠的行为能力的影响。小鼠的行为路径、各个象限中小鼠所消耗的时间长短及小鼠跨越原平台的次数等结果均可以说明怀山药多糖能够对D-半乳糖造成的损伤起到一定的修复和保护作用,而对于未经过D-半乳糖造模的小鼠给予怀山药多糖后,增强了小鼠的学习和记忆能力,延缓了衰老的发生。又通过比较不同组小鼠脏器指数、病理变化及抗氧化酶活性等结果,得出怀山药多糖可以部分修复小鼠的机体损伤,说明怀山药多糖可以起到保护机体延缓衰老的作用及改善衰老小鼠的学习能力。

段浩分析了山药粗蛋白质及其纯化组分的体外抗氧化活性,结果表明,两者均具有较高的抗氧化活性,其中,粗蛋白质比纯化成分具有更高的抗氧化活性,这可能归因于粗蛋白质中含有活性较高的杂质,如多酚与黄酮类物质。平静等的研究发现山药总皂苷也具有一定的清除DPPH自由基和超氧阴离子的活性的功能。

(九)从食物与健康科学证据共识的角度,科学解读《日华子本草》中记载(山药)"助五脏"之功能

张红梅等探讨了山药多糖对小鼠肝体内外的抗氧化作用,结果显示,用不同浓度的山药多糖给小鼠灌胃,可显著降低CCL_4损伤小鼠血

清中谷丙转氨酶（ALT）、谷草转氨酶（AST）的含量，抑制脂质过氧化物的生成，降低肝脏中的丙二醛（MDA）的含量，表明山药多糖对肝脏具有保护作用、对脂质过氧化物生成有抑制作用，其中，山药多糖对肝、肾、心引起的氧化损伤有良好的保护作用。

徐光翠等研究了山药多糖组分及其对镉致大鼠肝脏损伤作用。通过探讨抗氧化损伤指标的变化发现：山药多糖中的抗氧化能力主要由其单糖组分RDCP-B来决定，研究发现，RDCP-B对镉致大鼠肝脏损伤有明显的拮抗作用。

刘伟萍等研究了山药水提液对肝损伤小鼠的保护作用，结果显示，水提液使肝组织损伤坏死明显减轻，坏死灶减少，范围减小，粒细胞浸润减少，可以明显升高肝损伤模型小鼠肝组织SOD活性，同时降低其MDA的含量。推测山药水提物中所含的酚羟基能够直接捕捉、清除自由基，生成自由基中间体，阻断或终止自由基连锁反应链，从而阻止或抑制氧自由基反应和脂质过氧化反应，最终抑制脂质过氧化产物MDA的生成。山药水提物能明显改善CCl_4所致急性肝损伤小鼠的肝功能状况。

（十）从食物与健康科学证据共识的角度，科学解读《药性论》中记载（山药）"补五劳七伤，去冷风，具温里散寒"之功能

董海军等研究发现，薯蓣皂素促进小鼠睾丸支持细胞增殖作用及机制，支持细胞存在于人类睾丸生精小管中，其与精子生成之间存在密切的关系。结果表明，薯蓣皂素具有类雌激素样作用，能促进睾丸

支持细胞增殖，且存在一定量效与时效关系。

覃俊佳等观察了褐苞薯蓣的补肾、雄激素样作用及急性毒性，结果显示，褐苞薯蓣能显著改善肾阳虚证，使体温、体重恢复，使去势小鼠精囊前列腺增重，提示它有补肾作用和雄激素样作用，显著改善肾阳虚小鼠体重及体温。褐苞薯蓣有补肾和雄激素样作用与怀山药比较无明显差异。

寇吉友等观察了针刺结合温润附葛汤（由山药、附子、干姜、党参、黄芪、茯苓、麦冬、葛根和炙甘草组成）治疗阳虚型干燥综合征的疗效，研究表明，以含山药复方结合针刺治疗阳虚型干燥综合征，总有效率为96%。

（十一）中医药典籍记载含山药的抗衰老名方

1. 还少丹

还少丹，出自宋《洪氏集验方·卷第一》，组成：干山药、牛膝（酒浸一宿，焙干）、山茱萸、白茯苓（去皮）、五味子、肉苁蓉（酒浸一宿，焙干）、石菖蒲、巴戟（去心）、远志（去心）、杜仲（去粗皮，用生姜汁并酒合和，涂炙）。

功效：大补心肾脾胃，一切虚损，神志俱耗，筋力顿衰，腰脚沉重，肢体倦怠，血气羸之，小便浑浊……（服）至五日觉有力，十日精神爽健，半月气力稍盛，二十日目明，一月夜思饮食，冬月手足常暖。久服无毒，令人身体轻健，筋骨壮盛，怡悦难老。

2. 八仙糕

（1）八仙糕，出自明《外科大成》，组成：人参、山药、茯苓、莲子、枸杞子、芡实、糯米、粳米。

功效：服至百日，轻身耐老，壮助元阳，培养脾胃，妙难尽述。

（2）八仙糕，出自清《医学集成·卷二》，组成：人参、茯苓、玉竹、山药、芡实、莲子、薏苡仁、白扁豆、粳米、黑芝麻、黑豆、核桃仁、花椒。

功效：大养脾胃，长服益寿延年。

（3）八仙长寿糕，出自清《医学集成·卷二》，组成：黄芪、人参、茯苓、山药、莲子、芡实、薏苡仁、白扁豆。

功效：大益脾胃，益寿延年。

（4）胡尚书壮阳丹，出自明《扶寿精方·诸虚门》，组成：人参、山药、白茯苓、莲子、枸杞子、芡实、山茱萸。

功效：由御医颜东溪传，滋补元阳，美颜益寿。

（5）仙酥丹，出自明《扶寿精方·诸虚门》，组成：莲子、柏子仁、杏仁、核桃仁、山药、大枣、砂仁。

功效：补百损，除百病，返本还童。

3. 延寿丹

（1）出自元《丹溪心法·卷三·补损五十一》，组成：天冬、远志、干山药、巴戟天、赤石脂、车前子、石菖蒲、柏子仁、泽泻、川椒（去目，炒）、熟地黄、生地黄、枸杞子、茯苓、覆盆子、牛膝、杜仲、菟丝子、肉苁蓉、当归、地骨皮、人参、五味子。明《古今医统大全》载："延寿丹，治诸虚百损怯弱，病后虚损，元气不复。凡人中年之后常服，可以却疾延年。"

清代宫廷抗衰老名方"长春益寿丹"（出自《慈禧光绪医方选议》）等组成均与"延寿丹"类似，仅一两味药的差别。

（2）出自明《遵生八笺·卷十七》，组成：干山药、人参、茯苓、牛膝、杜仲、龙骨、续断、鹿茸、当归、五味子、熟地黄、石菖蒲、楮实子、补骨脂、麦冬、枸杞子。

功效：常服此药，阴阳升降无偏，充实肌肤，添精补髓，精神倍长，强壮筋骨，悦颜色，固真气，和百脉，正三焦，乌须发，坚齿牙，聪耳明目，老能轻健，延年益寿。

《济阳纲目》中所载"罗真人延寿丹"，多了一味附子。

（十二）研究《医学衷中参西录》的文献中对山药功用的总结

张锡纯先生为我国近代著名中西汇通派医家，被后世誉为"轩岐之功臣，医林之楷模"，所著《医学衷中参西录》（以下简称《衷中录》）系其毕生临床经验的总结。

姜彤伟认为《衷中录》运用山药具有如下特点：

（1）辩证审因、用量充分。用于汤剂的剂量在四两至四钱之间，粥剂中，单味应用，用量大者达到一斤，少者也有一两。

（2）用法讲究、善用粥疗。如一味薯蓣饮疗泄泻，山药鸡子黄粥疗久泻，珠玉二宝粥疗虚热劳嗽，薯蓣半夏粥疗呕吐，三宝粥疗赤痢，薯蓣苤苜粥疗小便不利、大便滑泻。

（3）独辟蹊径、配伍巧妙。与山药配伍位居前十的药物分别是：白芍24次，牛蒡子12次，生赭石9次，生龙骨9次，生牡蛎8次，野山参8次，半夏7次，玄参5次，白术4次，生地4次。

陈敏等将《衷中录》中山药功效的总结为：

（1）善治阴虚劳热，代表方有滋生汤、一味薯蓣饮及珠玉二宝粥等。

（2）功于治喘嗽，代表方有参赭镇气汤、薯蓣纳气汤及滋培汤。

（3）利于治呕，代表方有薯蓣半夏粥。

（4）治消渴，代表方有玉液汤、滋膵饮。

（5）善治痢证，代表方有天水涤肠汤、通变白头翁汤及三宝粥。

（6）善治二便，代表方有薯蓣粥、薯蓣鸡子黄粥、加味天水散等。

（7）治女子血枯不月（闭经），代表方有滋生通脉汤。

杨付明认为《衷中录》中应用山药的特点为：

（1）应用原则：生用而不炒制，量大久服，常为君药，滋阴为主。

（2）主要配伍药物：山药—白芍、山药—牛蒡子、山药—龙牡、山药—黄肉、山药—代赭石、山药—黄芪、山药—滑石。

张沛等对山药在《衷中录》中的具体应用总结为：

（1）山药作为"君药"组方包括：资生汤、滋培汤。

（2）山药作为"臣药"组方包括：既济汤、滋脾饮。

（3）山药作为"佐使药"组方包括：变通白头翁汤坎离互根汤。

（4）山药作粥：如薯蓣粥、珠玉二宝粥、薯蓣半夏粥、薯蓣鸡子黄粥、三宝粥等。

（十三）利用《普济方》数据库管理系统对山药进行跨病种检索的发现

利用《普济方》数据库管理系统可以对一味中药进行跨病种检索，获得含此药的古方所治疗病症的分布情况和方剂数量，结合历代本草的功用记载判断此味中药在古方中的应用情况，再与《中国药典》中收录的药物功能进行对比，从中发现古今药物应用的差异，进而以现代实验研究和临床应用为佐证，发掘药物的潜在功能，从而扩大药物临床应用的范围。

1. 含山药复方治疗病症分类

以山药为检索词检索有238病症，578首方剂；以薯蓣为检索词检索出50病症，98首方剂。共计病症288个，方剂676首。根据据检索结果，进行归纳如下：

将补益诸虚、补壮元阳、肾虚、平补、补虚益气、虚损、补虚益发、补虚壮筋骨、补虚益血、肝虚、补虚理腰膝、脉极、筋虚极、肉极、行迟等归为诸虚。

将肾虚漏浊遗精、补虚固精、补虚益精髓、补壮元阳、肾虚、补虚驻颜、补虚轻身延年、补虚治痼冷、补虚益髭发、肾脏等归入肾虚。

将虚劳、虚劳羸瘦、虚劳目䀮、虚劳不足、虚劳不思饮食、肾劳、虚劳上气、虚劳惊悸归入虚劳。

将腰胯疼痛、腰痛、久腰痛、风湿痹、血风体痛、头面风、风眩头痛、头痛、肾气、小肠气等归入疼痛。

将怔忡惊悸、风惊悸归入惊悸。

将夜啼、心健忘、客忤、惊啼、心虚等归入神志不安。

将肝中风、喑俳、风瘫痪、风偏枯归入中风。

将消渴、消肾小便白浊、痈疽发背发渴、虚热渴、消中、消肾归入消渴。

将一切惊风、慢脾风、风痫、痫、惊痫、慢惊风、惊热归入痉病。

将风头眩、风头旋归入眩晕。

将诸热、骨蒸、骨蒸肺痿、虚劳骨热、胃实热、劳瘵、风热归入诸热。

将诸咳嗽、一切痰饮、咳嗽失声、五脏诸嗽、喘嗽归入咳喘。

将吐利、干呕、呕吐归入呕吐。

将诸痈疽、乳痈、口疮、手足冻疮归入疮疡肿毒。

将诸失血、吐血、脏毒下血、伤折恶血不散、唾血归入出血。

将目昏黯、眯目、肾肝虚、眼黑黯、目生翳肉归入视物不清。

将胃虚冷、三焦虚寒、痼冷、三焦寒用药大例、胆虚寒归入虚寒。

将耳聋诸疾、风聋、肾脏风虚耳鸣归入耳聋。

将下痢不能饮食、诸泻、下痢归入泻痢。

将一切风寒暑湿脚气、脚气缓弱、风脚气、脚气痹挛归入脚气。

将风秘、大便秘涩不通归入便秘；将痔渴不止、急痔归入痔疾。

将一切气、肾胀归入气滞。

将兼理脾胃、脾胃不和不能饮食、脾胃不和归入脾胃不和。

将大风癞病、风瘙痒归入风瘙痒。

月水不调单为一类。

2. 古代含山药复方治疗病症分类构成分析

将古代含山药复方所治病症和方剂数量进行列表分析，可得表3-2。从表3-2中可以看出，含山药复方所治病症主要为虚症，其中，肾虚104首，诸虚100首，虚劳55首，共计260首。

表3-2 古代含山药复方治疗病症构成分析

病种	方数	病种	方数	病种	方数	病种	方数
肾虚	104	痉病	26	视物不清	11	气滞	6
诸虚	100	眩晕	20	虚寒	10	痢疾	6
虚劳	56	诸热	18	惊悸	10	风骚痒	5
疼痛	36	咳喘	18	泻痢	8	脾胃不和	5
中风	27	呕吐	16	脚气	8	月水不调	5
消渴	27	出血	12	耳聋	8		
神志不安	26	疮疡肿毒	13	便秘	7		

（十四）山药出现在2020年国家卫健委发布的《新型冠状病毒肺炎诊疗方案（试行第六版）》

2020年，国家卫健委发布《新型冠状病毒肺炎诊疗方案（试行第六版）》临床治疗期推荐基础方剂"清肺排毒汤"（麻黄9g、炙甘草6g、杏仁9g、生石膏15~30g（先煎）、桂枝9g、泽泻9g、猪苓9g、白术9g、茯苓15g、柴胡16g、黄芩6g、姜半夏9g、生姜9g、紫菀9g、冬花9g、射干9g、细辛6g、**山药**12g、枳实6g、陈皮6g、藿香9g）。处方来源：国家卫生健康委办公厅国家中医药管理局办公室《关于推荐在中西医结合救治新型冠状病毒感染的肺炎中使用"清肺排毒汤"的通知》(国中医药办医政函〔2020〕22号)。

山药在此汤剂中起扶助正气的作用，可用于脾气虚弱或气阴两虚、消瘦乏力、食少、便溏；能补肺气、滋肺阴，治肺虚咳喘；能补肾气、滋肾阴。

清肺排毒汤未使用小柴胡汤原方中的人参、大枣，因COVID-19早期及进展期，以邪气盛为病机主要方面，不适合用人参、大枣等峻补之品，而山药甘平气轻性缓，且能健脾除湿，用之尤宜。在服有毒药物或对胃肠有较强刺激的药物或体虚不受攻时，常常用山药和胃祛邪。如用生硫黄末治痢时，取山药细末煮粥送服，减少其对胃肠的刺激；如白虎加入参汤中以山药代粳米，取其可调和胃气，又能固摄下焦元气，使体虚者不至因服石膏，知母寒凉之品而产生滑泄等副作用，又可助人参"补助气分祛邪外出，更能生津止渴，滋有退热"。

现代药理学研究也表明，山药有促进细胞免疫和体液免疫的功能，清肺排毒汤中使用山药，能起到增强免疫力的作用，且对于汗出过多、血压升高、心悸、失眠者，适当减量服用，或者增加其中山药剂量。

（十五）仝小林院士治疗虚胖的基础小方中的山药

肥胖是指以嗜食肥甘，喜静少动，痰湿脂膏积聚，导致形体发胖超乎常人，伴困倦乏力等为主要表现的疾病。山药、生薏苡仁、茯苓是仝小林院士治疗虚胖的基础小方，仝小林院士认为，虚胖多因后天之本不足，少食但脾胃虚弱无以运化，饮食聚于中焦，酿生痰湿，治疗以健脾利湿为主。虚胖多为代谢能力低下，辩证要点为腹型肥胖为主，常见气喘吁吁、囊囊肚腩、手脚发胀或水肿，女性多见。针对虚胖，仝小林院士临床常用山药、生薏苡仁、茯苓为基础方，该方既能补气健脾利水，又能调节糖脂代谢，为虚胖合并糖脂代谢异常的态靶同调小方。方中山药、生薏苡仁为补气健脾之靶药，山药甘、平，归脾、肺、肾经，补脾养胃，生津益肺，补肾涩精，用于脾虚食少。茯苓具有增强机体免疫功能、利尿等功效，对于水肿型虚胖效果尤佳。山药临床常配合薏苡仁、茯苓补气健脾减肥。

合理用量是药方起效的关键，2015年版《中国药典》记载，山药剂量范围为15～30 g，邸莎等整理现代医家临床运用山药相关文献，总结山药临床多用9～50 g，急症、重症、救脱可用至100～200 g及以上。该方山药常用剂量为9～15 g，可每日煮粥或煎药，长期服用半年以上。

（十六）含有山药的知名中成药组方

六味地黄丸

【成分】熟地黄，酒萸肉，牡丹皮，**山药**，泽泻，茯苓。

【功能主治】滋阴补肾。用于肾阴亏损，头晕耳鸣，腰膝酸软，骨蒸潮热，盗汗遗精。

麦味地黄丸

【成分】麦冬，五味子，熟地黄，酒萸肉，牡丹皮，山药，泽泻。

【功能主治】滋肾养肺。用于肺肾阴亏，潮热盗汗，咽干，眩晕耳鸣，腰膝痠软。

杞菊地黄丸

【成分】熟地黄，山茱萸（制），山药，茯苓，牡丹皮，泽泻，枸杞子，菊花。

【功能主治】滋肾养肝。用于肝肾阴亏，眩晕耳鸣，羞明畏光，迎风流泪，视物昏花。

知柏地黄丸

【成分】知母，黄檗，熟地黄，山茱萸（制），牡丹皮，山药，茯苓，泽泻。

【功能主治】滋阴降火。用于阴虚火旺，潮热盗汗，口干咽痛，耳鸣遗精，小便短赤。

健胃消食片

【成分】太子参，陈皮，山药，炒麦芽，山楂。

【功能主治】健胃消食。用于脾胃虚弱所致的食积，症见不思饮食，嗳腐酸臭，脘腹胀满；消化不良见上述证候者。

山药篇

无比山药丸

【成分】山药，熟地黄，杜仲（姜汁炒），肉苁蓉，山茱萸（蒸），茯苓，菟丝子，巴戟天，泽泻，牛膝，五味子（蒸），赤石脂（煅）。

【功能主治】健脾补肾。用于脾肾两虚，食少肌瘦，腰膝酸软，目眩耳鸣。

七味都气丸

【成分】五味子，山茱萸，茯苓，牡丹皮，熟地黄，山药，泽泻。

【功能主治】补肾纳气，涩精止遗功效。用于虚不能纳气之喘促，或久咳而咽干气短，遗精盗汗，小便频数。

人参健脾丸

【成分】人参，白术（麸炒），茯苓，山药，陈皮，木香，砂仁，炙黄芪，当归，酸枣仁（炒），远志（制）。

【功能主治】健脾益气，和胃止泻。用于脾胃虚弱所致的饮食不化，脘闷嘈杂，恶心呕吐，腹痛便溏，不思饮食，体弱倦怠。

左归丸

【成分】熟地黄，菟丝子，牛膝，龟板胶，鹿角胶，山药，山茱萸，枸杞子。

【功能主治】滋肾补阴。用于真阴不足，腰酸膝软，盗汗，神疲口燥。

右归丸

【成分】熟地黄，炮附片，肉桂，山药，酒萸肉，菟丝子，鹿角胶，枸杞子，当归，盐杜仲。

【功能主治】温补肾阳，填精止遗。用于肾阳不足，命门火衰，腰膝疲冷，精神不振，怯寒畏冷，阳痿遗精，大便溏薄，尿频而清。

金匮肾气丸

【成分】地黄，山药，酒萸肉，茯苓，牡丹皮，泽泻，桂枝，附子（炙），牛膝（去头），车前子。

【功能主治】温补肾阳，化气行水。用于肾虚水肿，腰膝酸软，小便不利，畏寒肢冷。

参苓白术散

【成分】人参，茯苓，白术（炒），山药，白扁豆（炒），莲子，薏苡仁（炒），砂仁，桔梗，甘草。

【功能主治】补脾胃，益肺气。用于脾胃虚弱，食少便溏，气短咳嗽，肢倦乏力。

（十七）《中国药典》中对山药的记载

本品为薯蓣科植物薯蓣Dioscorea opposita Thunb.的干燥根茎。冬季茎叶枯萎后采挖，切去根头，洗净，除去外皮和须根，干燥，习称"毛山药片"；或除去外皮，趁鲜切厚片，干燥，称为"山药片"；也有选择肥大顺直的干燥山药，置清水中，浸至无干心，闷透，切齐两端，用木板搓成圆柱状，晒干，打光，习称"光山药"。

【性状】

毛山药：本品略呈圆柱形，弯曲而稍扁，长15～30 cm，直径1.5～6 cm。表面黄白色或淡黄色，有纵沟、纵皱纹及须根痕，偶有浅棕色外皮残留。体重，质坚实，不易折断，断面白色，粉性。气微，味淡、微酸，嚼之发黏。

山药片：为不规则的厚片，皱缩不平，切面白色或黄白色，质坚脆，粉性。气微，味淡、微酸。

光山药：呈圆柱形，两端平齐，长9～18 cm，直径1.5～3.0 cm。表面光滑，白色或黄白色。

【鉴别】

（1）本品粉末类白色。淀粉粒单粒扁卵形、三角状卵形、类圆形或矩圆形，直径8～35 μm，脐点点状、人字状、十字状或短缝状，可见层纹；复粒稀少，由2～3分粒组成。草酸钙针晶束存在于黏液细胞中，长约240 μm，针晶粗2～5 μm。具缘纹孔导管、网纹导管、螺纹导管及环纹导管，直径12～48 μm。

（2）取本品粉末5 g，加二氯甲烷30 mL，加热回流2 h，滤过，滤液蒸干，残渣加二氯甲烷1 mL使溶解，作为供试品溶液。另取山药对照药材5 g，同法制成对照药材溶液。照薄层色谱法试验，吸取上述两种溶液各4μL，分别点于同一硅胶G薄层板上，以乙酸乙酯—甲醇—浓氨试液（9∶1∶0.5）为展开剂，展开，取出，晾干，喷以10%磷钼酸乙醇溶液，在105℃加热至斑点显色清晰。供试品色谱中，在与对照药材色谱相应的位置上，显相同颜色的斑点。

【检查】

水分　毛山药和光山药不得过16.0%；山药片不得过12.0%。

总灰分　毛山药和光山药不得过4.0%；山药片不得过5.0%。

二氧化硫残留量　照二氧化硫残留量测定法测定，毛山药和光山药不得过400 mg/kg；山药片不得过10 mg/kg。

【浸出物】

按照水溶性浸出物测定法项下的冷浸法测定，毛山药和光山药不得少于7.0%；山药片不得少于10.0%。

【性味与归经】

甘，平。归脾、肺、肾经。

【功能与主治】

补脾养胃，生津益肺，补肾涩精。用于脾虚食少，久泻不止，肺虚喘咳，肾虚遗精，带下，尿频，虚热消渴。麸炒山药补脾健胃。用于脾虚食少，泄泻便溏，白带过多。

【用法与用置】

15～30 g。

（十八）中医古籍《本草新编》详解山药

山药，味甘，气温平，无毒。入手足太阴二脏，亦能入脾、胃。治诸虚百损，益气力，开心窍，益知慧，尤善止梦遗，健脾开胃，止泻生精。山药可君可臣，用之无不宜者也，**多用受益，少用亦受益，古今颇无异议，而余独有微辞者，以其过于健脾也**。人苦脾之不健，健脾，则大肠必坚牢，胃气必强旺而善饭，何故独取而贬之？不知脾胃之气太弱，必须用山药以健之，脾胃之气太旺，而亦用山药，则过于强旺，反能动火。世人往往有胸腹饱闷，服山药而更甚者，正助脾胃之旺也。人不知是山药之过，而归咎于他药，此皆不明药性之理也。

盖山药入心，引脾胃之邪，亦易入心。山药补虚，而亦能补实，所以能添饱闷也。因世人皆信山药有功而无过，特为指出，非贬山药也。山药舍此之外，别无可议矣。

或问山药乃补阴精之物，而吾子谓是健脾胃之品，何子之好异也？曰：**山药益人无穷，损人绝少**。余谈《本草》，欲使其功过各不掩也。山药有功而无过。言其能助脾胃之火者，是求过于功之中也。然而天下之人脾胃太旺者，千人中一二，不可执动火之说，概疑于脾胃之未旺者，而亦慎用之也，脾胃未旺，则肾气必衰，健脾胃正所以补阴精也。予道其常，何好异之有。

或问山药补肾，仲景张公所以用之于六味地黄丸中也，然而山药实能健脾开胃，意者六味丸非独补肾之药乎？曰：六味丸实直补肾水之药也，山药亦补肾水之药，同群共济何疑。然而，六味丸中之用山药，意义全不在此。山药，乃心、肝、脾、肺、肾无经不入之药也。六味丸虽直补肾中之水，而肾水必分资于五脏，而五脏无相引之使，又何由分布其水，而使之无不润乎。倘别用五脏佐使之品，方必杂而不纯，故不若用山药以补肾中之水，而又可遍通于五脏。此仲景张夫子补一顾五，实有鬼神难测之机也。（〔批〕山药补水，而又通五脏，仲景公所以用之于六味丸中，自有此方，无此妙论。）

或问山药入于六味丸中之义，予既已闻之，不识入于八味丸中，亦有说乎？曰：八味丸，由六味而加增者也，似乎知六味，即可知八味之义矣。谁知八味丸中之用山药，又别有妙义乎。六味，补肾中之水。而八味，则补肾中之火也。补肾中之火者，补命门之相火也。夫身之相火有二：一在肾之中，一在心之外。补肾中之相火，则心外之相火，必来相争，相争则必相乱，宜豫有以安之，势必下补肾中之火，即当上补心下之火矣。然而既因肾寒而补其下，又顾心热以补其上，毋论下不能温其寒，而上且变为热矣。用药之杂，可胜叹哉。妙在用山药于八味丸中，山药入肾者十之七，入心者十之三，引桂、附之热，多温于肾中，少温于心外，使心肾二火各有相得，而不致相争，使肾之气通于心，而心之气通于肾，使脾胃之气安然健运于不息，皆山药接引之功也。仲景公岂漫然用之哉。（〔批〕八味丸，补命门之火也，补命门之火，虑及心包之火必来相争，用山药解纷，使心肾相通、胃脾两健，何论奇而理确如此，真仲景公入室之药也。）

或疑山药不宜多用。何以六味地黄丸终年久服而无害也，得毋入于地黄丸可以多用，而入于他药之中即宜少用耶？不知山药可以多用而无忌。吾前言脾健之人宜忌者，虑助火以动燥，而非言其不可以多用也。

或疑山药津滑，何能动燥？曰：山药生精，自然非助燥之物。吾言其助燥者，助有火之人，非助无火之人也。

或问山药色白，何能乌须，何吾子用之为乌须圣药？曰：山药何能乌须哉。山药入肾，而尤通任督。任督之脉，上行于唇颊，故借山药用之于乌芝麻、黑豆、地黄、南烛、何首乌之内，导引以黑须鬓，非山药之能自乌也。或又问山药既为引导之药，则不宜重用之为君矣。不知山药虽不变白，而性功实大补肾水者也。肾水不足者，须鬓断不能黑，我所以重用山药而奏功也。

三、山药中的健康功效成分

山药含有独特的淀粉、蛋白质、氨基酸及多种微量元素等营养成分，以及多糖、尿囊素、皂苷、胆碱、胆甾醇、多酚氧化酶等功能活性成分。

（一）山药多糖

山药多糖是一种具有免疫活性的植物多糖，是从山药块茎中提取分离的活性成分。具有增强免疫、抗氧化、抗衰老、抗肿瘤、降血糖等多种生物活性，在调节免疫方面可不同程度提高T淋巴细胞增殖能力、NK细胞活性、血清溶血素活性、血清IgG含量，能促进网状内皮系统的吞噬功能，增强细胞杀伤力，活化吞噬细胞，诱导免疫因子的表达，增强巨噬细胞、淋巴细胞等免疫系统的功能。

1. 山药多糖的结构组成

作为山药的主要活性成分之一的山药多糖的组成和结构比较复杂，与蛋白质结合在一起呈黏液质形式存在。不同的研究者提取分离出了不同的山药多糖，其中有均多糖、杂多糖，也有糖蛋白，相对分子质量从数千到数百万不等，其多糖含量和糖基组成也各不相同。

周燕平对山药多糖的提取中发现了两种单糖，一种多糖结构为阿拉伯糖、葡萄糖、半乳糖，各个单糖的含量之比为1∶20.3∶5.4。葡萄糖以β-1→2和β-1→4糖苷键相连，半乳糖与阿拉伯糖以β-1→2或α-1→2键与其间隙相连或形成侧链。另一种由阿拉伯糖、葡萄糖和半乳糖组成，含量之比为1∶8.4∶1.8。JU.Y等从怀山药中分离出的多糖，经结构鉴定发现主要由甘露糖、葡萄糖、半乳糖、葡糖醛酸组成，单糖比为0.5∶1.2∶0.3∶0.3。

顾林等分离得到一个纯的水溶性山药中性多糖，经分析其单糖组成为葡萄糖和甘露糖，且有一个α-异构体吡喃己糖环，同时也得到两个酸性多糖，酸性多糖Ⅰ由葡萄糖、半乳糖、甘露糖组成，酸性多糖Ⅱ由阿拉伯糖、木糖、阿卓糖、葡萄糖和甘露糖组成。

陈运中等对山药多糖进行分离纯化之后获得两种中性多糖和一种酸性多糖，其分子量分别为65086 Da、20982 Da和34780 Da。经鉴别，山药多糖的单糖组成主要有葡萄糖、果糖、甘露糖、半乳糖和阿拉伯糖等。

乔善义等从山药中得到两个均一多糖，均为 [α-D-Glc（1→4）-] n 型葡聚糖，分子量分别为63000 Da和7400 Da；通过研究多糖的结构，剖析多糖的低级和空间结构，对进一步明确多糖的生物学功能具有重要意义。

2. 山药多糖的提取分离技术

提取山药多糖的方法主要有水提法、酶法提取、微波辅助提取法、超声辅助提取法。提取山药多糖的基本工艺路线如下：

（1）原料处理：将鲜山药洗净，剔除霉烂变质、虫蛀部分，捣碎成泥。

（2）粗提：将破碎的山药泥加水（山药：水=1：4）煮沸，不停搅拌，3 h后过滤，将滤渣进一步捣碎，再进行煮沸提取，如此重复3次。将3次滤液合并，浓缩到原体积的1/4，冷却，按1：1的比例加入95%乙醇，白色沉淀出现，离心，弃去上清液，加少量无水乙醇搅均匀，再次离心，重复2~3次，将沉淀入烘箱烘干，得粉末状粗山药总糖。

（3）去蛋白：将提取的粗山药多糖按1：10的比例加入蒸馏水，混合均匀，加蛋白酶去除蛋白，依次用木瓜蛋白酶、胰蛋白酶进行水解，时间1 h，再加入氯仿和异戊醇（5：1），产生凝胶状沉淀，去除沉淀即可得到脱蛋白的山药多糖。

（4）脱色：将提取的山药多糖加入1%过氧化氢，加热至沸，保温5 min。

（5）浓缩、干燥：脱色的山药多糖溶液经真空浓缩后，用无水乙醇沉淀，烘箱内干燥，即可得到较纯的山药多糖，提取率大约为6%，纯度为92%。

叶春苗通过正交试验确定了山药多糖水提法的最佳工艺条件：山药粉过筛目数100目、料液比1∶45、提取温度45℃、提取时间2.5 h时，山药多糖提取率最高。通过Sevage法去除蛋白质，对山药多糖进行分离与纯化，采用氯仿∶正丁醇为5∶1的Sevage试剂与多糖提取液按4∶1混合，振摇20 min后，在4000 r/min下离心10 min，重复2次，对山药多糖水提液中蛋白质的脱除效果最好。

蒋彩云等经超声破壁处理，单因素试验考察水提温度、超声波功率、水提时间、料液比对提取后山药多糖含量的影响。采用正交试验对提取工艺进行优选，确定山药中多糖提取的最佳条件，通过DEAE和SephadexG-100柱层析纯化山药多糖。结果表明，山药中多糖提取的影响因素主次顺序为：水提时间>超声波功率>料液比>水提温度；山药多糖提取的最佳条件为：水提温度60 ℃、超声波功率200 W、水提时间30 min、料液比1∶16。

姬泓巍等通过正交实验对山药多糖的热水浸提和分离方法进行研究，得到的工艺优化参数为：浸提时间90 min，浸提温度90 ℃，料水比为1∶5 g/mL。借助微波辅助提取和超声波辅助提取方法，可得到更高的产率，超声波处理对山药粗多糖得率的影响远不如微波明显；比较了Seavge法及三氯乙酸沉淀法，结果表明用Seavge法进行山药多糖脱除蛋白质效果更好。

3. 影响山药多糖含量的因素

黄梦甜等以3种国家地理标志产品山药为原料，分别测定和比较了

3种山药的总多糖含量，结果显示1g佛手山药、利川山药、铁棍山药的总多糖含量分别为36.08 mg、44.34 mg、36.93 mg。袁辉等测定结果表明，"明豆子"总多糖含量最高，为0.3812%；"大白玉"含量最低，为0.1302%。

张卫明等对云南昆明山药与河南铁棍山药的品质进行了比较，结果表明，昆明山药多糖含量（0.87%）明显高于河南铁棍山药（0.53%）。

喻晶等测定重庆栽培双胞山药和市售铁棍山药、普通山药多糖含量，结果表明，双胞山药、铁棍山药和普通山药的多糖成分含量分别为2.87%、2.51%和2.76%。

丁玲等采用分光光度法测定不同商品地山药多糖的含量，结果表明，32个不同商品地的山药多糖含量在0.1849%～3.5223%，其中贵州最高，辽宁丹东最低，说明不同商品地山药多糖含量存在显著差异。

闫沛沛等采用苯酚硫酸法测定河南产地和河北产地山药的总多糖含量，结果表明，河南产地山药中总多糖含量为（14.65±1.43）%，河北产地山药中总多糖含量为（7.78±2.83）%，二者有显著性差异。

谢彩侠对不同产地和品种山药品质的研究结果表明：多糖含量最高的为产地为沁阳的山药，其次为温县，再次是平遥。

4. 山药多糖的降血糖作用

金蕊等为研究山药多糖对链脲佐菌素（STZ）诱导的Ⅰ型糖尿病大鼠的血糖血脂、口服葡萄糖耐受量以及肝脏、肾脏氧化应激损伤的影响，在对糖尿病给药组连续4周灌胃山药多糖后，检测大鼠血糖、血脂、血清、糖化血红蛋白等含量。结果表明，山药多糖能够提高糖尿病大鼠口服葡萄糖耐受能力，在一定程度上能改善STZ诱导的Ⅰ型糖尿病大鼠高血糖、高血脂及肝肾氧化应激损伤。

值飞等研究佛手山药多糖对Ⅱ型糖尿病大鼠糖脂代谢及氧化应激的影响。结果表明，山药多糖能够降低实验性Ⅱ型糖尿病大鼠血糖，调节血脂代谢紊乱，提示其降糖和降脂的机制可能与提高机体超氧化物歧化酶、过氧化氢酶活性相关。

朱娇娇等以3种天然植物紫菜、罗汉果、山药为原料分别提取多糖，测定其总糖含量并比较3种多糖的抗氧化能力。结果表明，3种多糖均具有较显著的抗氧化活性；对2种血糖相关酶活性均有一定的抑制作用，其中山药多糖对α-葡萄糖苷酶和α-淀粉酶的抑制作用均为最强，呈现较好的降血糖活性。

张宏馨等在给Ⅱ型糖尿病大鼠灌服不同剂量的山药多糖后，检测血糖、肝脏组织中的己糖激酶(HK)、琥珀酸脱氢酶(SDH)、苹果酸脱氢酶（MDH）以及肌肉组织中的MDH活性。结果表明，山药多糖不同剂量都显著性降低大鼠的血糖；HK、SDH、MDH活性也得到不同程度的提高。山药多糖对Ⅱ型糖尿病的治疗机制之一可能是山药多糖直接或间接地提高了糖代谢或关键酶的酶活性。

杜妍妍等观察了山药多糖对妊娠期糖尿病（GDM）小鼠的影响。设置对照以不同剂量喂养妊娠期小鼠并测定胰岛素水平，计算胰岛素抵抗指数（HOMA-IR），测定血清胆固醇、甘油三酯、高密度脂蛋白胆固醇水平。结果表明，与模型对照组相比，山药多糖组GDM小鼠的空腹血糖和血清胰岛素指标均显著下降，并在一定程度上改善胰岛素抵抗；山药多糖组GDM小鼠的TC与TG均显著性降低，而HDL-C显著升高。说明山药多糖有改善妊娠期糖尿病小鼠血糖的作用，其机制可能与改善胰岛素抵抗、调节脂质代谢有关。

苏瑾等研究了山药多糖对人肝癌HepG2细胞葡萄糖消耗能力和胰岛素抵抗的影响。研究结果表明，山药多糖不仅可以增加正常HepG2细胞葡萄糖消耗量（ΔGC），也能很好地增加胰岛素抵抗HepG2细胞，且呈剂量依赖性。山药多糖能改善HepG2细胞的葡萄糖消耗能力，并且可以增强细胞对胰岛素的敏感性，具有体外降糖作用。

5. 山药多糖的降血脂作用

高脂血症是由于脂肪代谢异常所引起的血清或血浆中的一种或多种脂质高于正常水平的疾病，包括甘油三酯水平、血清总胆固醇水平、低密度脂蛋白水平过高或高密度脂蛋白水平过低，是心肌梗死、动脉粥样硬化和冠心病等多种病症的重要诱发因素之一。

焦钧研究了纳米山药多糖的降血脂活性，用纳米山药多糖饲喂高脂血症大鼠，考察其对高血脂大鼠空腹TG、TC、LDL-C、HDL-C的影响。结果显示，纳米山药多糖可以显著降低高脂大鼠血清TG、TC及LDL-C的水平，其中，TG、TC及LDL-C水平分别降低了9.35%、15.83%、5.35%、15.59%、14.57%、21.61%。增加高脂大鼠血清HDL-C水平，HDL-C水平分别增加7.07%、10.10%。

孙秀娥等观察了山药、淫羊藿和红景天配伍组方的降血脂作用。研究表明，本组方具有降低大鼠体重和血脂水平，抑制胸主动脉相关凋亡因子的表达，起到保护血管内皮的作用。

6. 山药多糖的免疫调节作用

汪琼等探讨了山药粗多糖对小鼠的免疫调节作用。给予不同剂量的山药多糖对小鼠进行灌胃。结果显示，山药多糖各剂量都能促进小鼠抗体生成，具有增强小鼠淋巴细胞增殖的能力，还能增强小鼠碳廓清能力。结果表明，山药多糖对小鼠体液免疫、细胞免疫功能、非特异性免疫功能都有增强作用。

也有研究发现，山药多糖能提高免疫低下小鼠的血清溶血素水平及碳粒廓清指数，提高小鼠单核巨噬细胞吞噬功能，具有确切的细胞免疫及体液免疫调节作用，且麸炒品的免疫增强作用更显著，这与麸炒山药临床用于补益方剂用法相符合。

7. 山药多糖对肿瘤的抑制作用

赵国华等的研究表明，低剂量的山药多糖（50 mg/kg）对Lewis肺癌具有明显的抑制作用，而对B16黑色素瘤没有明显作用，而中高剂量组则对两者均有抑制效果，且中等剂量作用最强。体内实验表明，山药多糖对荷瘤小鼠T淋巴细胞增殖能力和NK细胞活性具有提高作用，同时还能提高小鼠脾脏细胞产生白细胞介素（IL）-2的能力和腹腔巨噬细胞产生肿瘤坏死因子（TNF）-α的能力。山药多糖在体内具有的强烈的抑瘤活性可能是通过增强机体的免疫功能实现的。

石亿心等研究了纳米山药多糖对4种肿瘤细胞的抑制作用及机制，结果显示，随着纳米山药多糖剂量的升高，能明显抑制4种肿瘤细胞的增殖与生长，其机制可能为促进启动型细胞凋亡蛋白Caspase-8和效应型细胞凋亡蛋白曾Caspase-3酶原活化，进而细胞出现细胞皱缩、凋亡小体形成等一系列特征性的变化,最终导致细胞裂解,从而达到抑制肿瘤活性的目的。

阐建全等采用平皿掺入法测定了山药多糖的抗突变作用。结果表明,在鼠伤寒沙门氏需组氨酸营养缺陷型菌株中,山药活性多糖对苯并芘、黄曲酶毒素的致突变性均有显著的抑制作用,并随着山药活性多糖剂量的增加,其抗突变作用逐渐增大。同时还发现,山药多糖经过121℃高温处理后其抗突变活性降低,紫外线照射对活性没有影响。

徐光翠等研究了山药多糖作为高效活性物质在体外对PC12、Hepa1-6两种细胞增殖的影响(PC12细胞是大鼠肾上腺髓质嗜铬瘤分化细胞株,Hepa1-6细胞来源人肝癌细胞株),采用不同浓度的山药多糖培养不同的时间。结果发现,山药多糖在一定浓度范围内具有明显的抑制肿瘤作用,受到时间及浓度的影响。

杨恺环研究了对山药多糖对结肠癌细胞HT-29细胞增殖抑制作用,结果发现,山药多糖有抑制HT-29细胞生长增殖的作用,且具有一定的量效性和时效性。当山药多糖浓度为1000 μg/mL时,HT-29细胞分别培养24 h、48 h、72 h后,细胞的抑制率分别为21.53%、26.41%和29.12%。

8. 山药多糖对自由基的清除作用

机体衰老的本质是自由基的过量产生和链式反应。过量的自由基可以攻击位于线粒体内膜上的脂类、蛋白质等,影响线粒体功能,导致细胞受损、衰老和疾病发生。有研究发现,山药粗多糖能清除机体超氧自由基、羟自由基,降低维生素C及Fe^{2+}半胱氨酸诱发的微粒体过氧化脂质的含量，并对黄嘌呤—黄嘌呤氧化酶体产生的超氧自由基及Fenton反应体系产生的羟自由基有清除作用；能明显提高血红细胞中SOD活力及血CAT活力，提高机体抗氧化活性，减轻小鼠CCl_4肝损伤所致炎性反应，降低小鼠LPO、MDA和脂褐质含量，山药多糖能直接清除自由基，或通过促进谷胱甘肽合成酶的合成，增加GSH的含量。

张丽梅等以D-半乳糖建立大鼠衰老模型，灌胃紫山药多糖45 d后，检测大鼠肝、脑组织中总抗氧化能力（T-AOC）、谷胱甘肽过氧化物酶（GSH-Px）活性以及谷胱甘肽、过氧化终产物丙二醛（MDA）的含量。结果表明，紫山药多糖可显著提高D-半乳糖衰老模型大鼠肝、脑中T-AOC、GSH-Px活力、GSH含量，降低过氧化产物MDA含量，抑制衰老基因p53、p21的蛋白表达。紫山药多糖具有显著的抗大鼠肝、脑衰老损伤的作用。

傅紫琴研究发现，山药多糖能显著增加小鼠巨噬细胞上清液中总超氧化物歧化酶（T-SOD）活力，提高机体产生NO及白细胞介素的能力，从而更好地保护机体细胞免受损伤，提高机体的免疫力。研究了山药多糖对星形胶质细胞的作用，发现对所损伤的星形胶质细胞也具有较好的保护作用。

杨恺环研究山药多糖体外抗氧化活性检测的结果表明，山药多糖在1～5 mg/mL浓度范围内对羟自由基、超氧阴离子自由基均有不同程度的清除作用，并且随着浓度的增加，清除能力逐渐增强。当山药多糖浓度为5 mg/mL时，山药中性多糖S1对超氧阴离子自由基清除率达67.81%，山药酸性多糖S2对超氧阴离子自由基清除率达71.37%，山药中性多糖S1对羟自由基抑制率达83.89%，山药酸性多糖S2对羟自由基抑制率达89.20%。

9. 山药多糖调节肠道微生态的作用

山药多糖可改变肠道微生物菌群的构成，促进肠道有益菌的生长，抑制病原菌，产生的代谢产物主要是乙酸、丙酸和丁酸等短链脂肪酸。通过研究双歧杆菌、乳酸菌、肠杆菌、肠球菌数量及肠黏膜恢复情况，纳米山药多糖组优于阳性对照组及自然恢复组。同时，山药多糖被SD大鼠盲肠微生物利用的碳源，并改变盲肠微生物区系及产生的短链脂肪酸组成，达到调节肠道菌群的作用。

陈则华等研究了山药多糖、大豆多肽对鼠李糖乳杆菌R11、嗜酸乳杆菌R418和动物双歧杆菌亚种B94三种复合益生菌发酵特性的影响。结果表明，添加2.0%山药多糖、0.5%大豆多肽能显著促进复合益生菌的增殖；添加1.0%的山药多糖和大豆多肽能够促进复合益生菌的产酸能力，其产生的短链脂肪酸含量均显著高于菊粉。该研究结果为进一步为开发山药多糖作为新型益生元提供依据。

张宇喆研究了山药多糖对大鼠盲肠微生物区系的影响，对盲肠微生物的DNA片段进行DGGE电泳分离后发现，0.25 g/kg山药多糖添加组和0.5 g/kg山药多糖添加组中微生物的种类和种群数量相对较少且条带浓度较高。山药多糖添加组中代表唾液乳酸杆菌和枯草芽孢杆菌的条带亮度高于对照组，表明这两种菌种是其优势菌群，山药多糖的添加有助于这两种菌群数量的增加。

刘露等利用体外模型探讨了山药低聚糖对青春双歧杆菌和动物双

歧杆菌的生长促进作用。以山药低聚糖取代葡萄糖为碳源添加到双歧杆菌基础培养基中，发现山药低聚糖对青春双歧杆菌和动物双歧杆菌的体外生长具有显著促进作用：随着山药低聚糖的加入，培养液中活菌数增加而pH降低。研究表明，山药低聚糖可提高青春双歧杆菌和动物双歧杆菌的生长速率，使其生长提前进入稳定期。

丁伯乐等为探究山药低聚糖及其组分分别对不同益生菌的体外增殖作用，利用超声辅助提取法从山药中提取山药低聚糖，以其作为碳源，增殖培养婴儿双歧杆菌、两歧双歧杆菌、青春双歧杆菌、BB-12双歧杆菌以及罗伊氏乳杆菌5种益生菌。研究表明，山药低聚糖对不同益生菌均具有增殖作用，是一种较好的益生元。

（二）山药蛋白与蛋白肽

1. 山药中的氨基酸

黄明霞等研究了菏泽鸡皮糙山药中的氨基酸含量。结果显示，菏泽鸡皮糙山药中含有19种氨基酸，种类齐全。其中，含有8种人体必需氨基酸，占总氨基酸含量的35.18%；含有婴儿必需氨基酸精氨酸与组氨酸，占氨基酸总量的19.19%。可以看出，菏泽鸡皮糙山药中的必需氨基酸总量所占比例较高。

陈艳等研究了怀山药中氨基酸的含量及种类。结果表明，怀山药中含有17种氨基酸，总量达7.256%。其中，含有7种人体必需氨基酸，分别为苏氨酸、缬氨酸、蛋氨酸、苯丙氨酸、异亮氨酸、亮氨酸、赖氨酸，占总氨基酸含量的25%~32%。怀山药中还含有儿童必需氨基酸组氨酸与精氨酸，含量为0.887%，占氨基酸总量的12.09%。

杭悦宇等测定的5种薯蓣（薯蓣、褐苞薯蓣、山薯、参薯、日本薯蓣）中的谷氨酸含量都属最高，其次是天冬氨酸（褐苞薯蓣、参薯和日本薯蓣）及精氨酸（薯蓣、山薯），亮氨酸的含量也较高，光氨酸、甲硫氨酸及组氨酸的含量较低。从总氨基酸的含量来看，褐苞薯蓣及山薯的含量较高。5种薯蓣的其他类别氨基酸（除含量高的氨基酸以外）所占总氨基酸的含量组成基本相同。计算了人体必需氨基酸与总氨基酸库的比值：薯蓣、褐苞薯蓣、山薯、参薯、日本薯蓣分别为49.42%、48.32%、49.89%、48.94%、48.72%。

2. 山药储藏蛋白的功能特性

山药储藏蛋白（YSP）占总可溶蛋白的80%~85%，其中Dioscoine是一种主要的储藏蛋白，分子量为32 kDa。

（1）免疫调节活性：Liu等用相同品种的Dioscoine饲喂给BALB/c小鼠21 d后发现：淋巴细胞亚群中B细胞与自然杀伤细胞水平升高；多形核细胞、单核白细胞的吞噬作用与自然杀伤细胞的胞毒性显著增强；脾细胞增殖得到促进，说明此免疫调节作用与黏膜免疫应答相关性较大。

（2）抗氧化活性：Hou等发现Dioscoine接近中性pH时具有脱氢抗坏血酸还原酶（DHAR）和单脱氢抗坏血酸还原酶（MDHAR）活性。此外，还发现Dioscoine能够清除DPPH自由基与羟自由基，且存在剂量依赖关系。

（3）胰蛋白酶抑制剂（TI）活性：赵月研究了山药储藏蛋白的功

能特性及蛋白酶抑制剂活性机理，采用分子对接的方式对Dioscocine进行了点突变，研究表明Dioscoine的TI活性。

（4）抗高血压活性：Hsu等报道了Dioscoine及其酶解（胃蛋白酶）产物均能够剂量相关地抑制ACE，且Dioscoine对ACE为混合非竞争性抑制。为了评价Dioscoine对人体的作用效果，Liu等经安慰剂对照双盲法人体实验证明，含Dioscoine的饮食对高血压人群具有血压调节作用。

（5）呼吸道上皮细胞保护活性：Ko等发现Dioscoine能够通过维持细胞间紧密连接结构与表达紧密连接相关蛋白（ZO-1，EC与DP）来保护A549细胞不受尘螨提取液侵害，其保护作用可能与其胰蛋白酶抑制剂活性有关。

3. 山药蛋白肽的功能特性

山药蛋白经水解后可获得山药蛋白肽，其营养与加工特性均发生明显改变，具有肽类物质共有的功能特性，如高溶解性、高稳定性、高吸湿性、低黏度、高流动性、乳化性、抗凝胶性以及预防心脑血管系统疾病、抗氧化性、抗衰老、抗疲劳等，可平衡人体代谢。利用酶在适宜的条件下酶解出的不同的山药蛋白肽具有特殊的药理作用。

（1）快速消除疲劳，增强肌肉力量：工作与运动产生的疲劳，从生理学看是指能量的分解与消耗。人体为了补给能量，需要消耗肌肉中的氨基酸，致使肌肉组织受到损伤，因而产生疲劳。要消除疲劳就是要在恰当而又最快的时间里补充消耗掉的氨基酸。人类摄食蛋白质经消化道的酶作用后，大多以肽的形式被吸收，而且肽比游离氨基酸的吸收更快，表明肽的生物效价和营养价值比游离氨基酸更高。山药蛋白肽能为机体及时提供能量并能为机体提供氨基酸源，迅速修复受损肌肉、消除疲劳。

（2）促进能量代谢及减肥效果：研究表明，服用蛋白肽能促进脂肪代谢，能抑制体内脂肪的储存且具有降糖效果，因此长期食用山药蛋白肽具有很好的预防肥胖及减肥作用。

（3）增强人体免疫力、抗辐射作用：山药蛋白经酶解后可产生具有免疫活性的肽，具有刺激巨噬细胞的吞噬能力，可抑制肿瘤细胞的生长，诱导产生干扰素，增强人体的免疫力且具有一定的抗辐射能力。樊乃境等的研究表明，山药蛋白肽能通过激活和保护免疫系统中的免疫器官、免疫细胞和免疫活性物质发挥免疫调节作用，进而增强机体的免疫防御能力。

（4）抗氧化作用：饶铽乐研究怀山药多肽的抗氧化活性。结果发现，怀山药多肽YPPⅢ（600＜M＜5000）还原能力最强，多肽YPPⅠ、多肽YPPⅡ无还原能力。这表明多肽YPPⅢ的抗氧化活性最强，是山药蛋白酶解物的主要活性成分。怀山药多肽组分Ⅲ（600＜M＜5000）清除羟自由基的能力也最强，怀山药多肽组分Ⅳ（M＜600）为小分子肽和氨基酸，其清除羟自由基能力稍弱。

4. 山药蛋白肽的加工技术

山药多肽是山药蛋白经水解而成的蛋白质水解产物，主要由多种小分子肽组成，还含有少量游离氨基酸成分。

李小强等以怀山药为原料，选用中性蛋白酶和加链霉蛋白酶，研究了双酶分步酶解和双酶混合同步酶解制备山药多肽的效果。研究表明，在总酶量一定时，采用不同的酶分步接力酶解达到的多肽得率要高于一次性加入混合酶同步酶解。

徐梦辰等以水解度和抗氧化能力等为指标，观察了碱性蛋白酶、胰蛋白酶及中性蛋白酶酶解山药蛋白的效果。响应面优化后的碱性蛋白酶酶解最佳工艺参数是：底物质量浓度3 mg/mL，酶底比1∶13，温度50 ℃，pH8.5。各因素对山药蛋白水解度的影响顺序为酶底比>温度>pH。

饶铖乐比较了两种怀山药多肽制备方法。怀山药直接酶解法工艺简单，其最佳条件为酶解山药每消耗山药100 g，可获得多肽液270 mL，根据多肽检测方案得出多肽含量为0.9822 g/L，多肽得率0.26%，多糖残留率为1.25%；怀山药提取物蛋白酶解法工艺稍复杂，其最佳条件为酶解山药每消耗山药32 g，可获得多肽液47 mL，根据多肽检测方案得出多肽含量为1.9866 g/L，多肽得率0.29%，多糖残留率为1.08%。

（三）山药淀粉

1. 山药淀粉的特点

山药淀粉的颗粒外形大多数是圆形、椭圆形，少量呈三角形和柱形，颗粒表面较光滑，颗粒比较完整，没有裂缝和破损，有些颗粒表面有少量絮状黏附物质。怀山药淀粉颗粒大小介于玉米淀粉和马铃薯淀粉之间，在8～80 nm范围内。扫描电镜下淀粉颗粒以单粒或复合淀粉粒的形式存在，X-射线衍射图谱研究表明结晶结构是C型结构，由A型结晶结构和B型结晶结构共同组成，其中B型结晶结构位于淀粉结晶结构的内部,而A型结晶结构位于外层。

李昌文等研究发现,怀山药淀粉颗粒具有双折射现象且呈现不规则的十字交叉,脐点分布亦不规则。杜双奎等研究发现,怀山药淀粉偏光十字偏向颗粒一端且呈"X"形。张丽芳研究了怀山药原淀粉与怀山药抗性淀粉的理化性质,发现:怀山药抗性淀粉表面有粗糙褶皱,为不规则形或多角形;最大吸收波长为618 nm,均大于支链淀粉的最大吸收波长,且小于直链淀粉的最大吸收波长;变性温度较高,具有强的抗酸解、酶解性;抗性淀粉的存在,使得薯蓣属淀粉的血糖指数和消化指数普遍偏低。

王丽霞等采用双波长法测出怀山药淀粉直链淀粉含量为22.45%,支链淀粉含量为71.23%。李彬等研究发现,山药中含有丰富的淀粉,新鲜山药中大约含有16%的淀粉,直链淀粉的含量为19.38%~25.94%。

2. 山药淀粉的降血脂作用

高脂血症是指血浆中总胆固醇、甘油三酯、低密度脂蛋白胆固醇偏高,高密度脂蛋白胆固醇偏低的症状。高脂血症可导致许多并发症的产生,如动脉硬化、冠心病、心肌梗死和脑血栓等。从药食两用天然植物中寻找降血脂有效成分的研究日益受到重视,开发药食两用降血脂食品已成为研究者关注的焦点。

Wang SJ等采用高脂血症大鼠比较了山药淀粉与马铃薯淀粉的降血脂作用,发现山药淀粉能显著降低模型大鼠血清中总胆固醇、低密度脂蛋白胆固醇和甘油三酯,降低率分别为33.8%、27.5%和46.2%。马铃薯淀粉也可降低三者水平，但结果并不显著。结果表明，山药淀粉可降低血脂水平，且作用显著优于马铃薯淀粉。

王书军研究山药淀粉降血脂的机理，结果表明，山药淀粉具有降低实验性高脂血症大鼠血脂的作用，初步分析认为，山药淀粉为高抗性淀粉，尤其是对酸和酶的抵抗性较强，具有很好的耐酸性和抗酶解性。山药淀粉的降血脂作用机理可以归纳如下：由于山药淀粉在小肠中不被吸收，能减少胃肠运转时间增加肠蠕动，从而增加胆固醇与胆酸的排出量，并降低胆固醇的吸收与合成，即抑制外源性胆固醇的吸收，此外，山药淀粉还可以抑制肝脏中3-羟基-3-甲基戊二酰辅酶A（HMG-CoA）的活性，从而降低胆固醇的合成水平，抑制了内源性脂质的合成。

3.山药淀粉的加工特性

（1）溶解度与膨胀度：淀粉在过量的水中受热，由于氢键的断裂，晶体结构被破坏，水分子可通过氢键与直链和支链淀粉中外露的羟基结合，使淀粉颗粒膨胀和增溶。淀粉的溶解度和膨胀度反映了其无定型和结晶域淀粉链相互作用的量值。E.A.Melo等研究表明：山药淀粉随加热温度的升高，膨胀度增大，同时淀粉的溶解度也随之增加，山药淀粉在60 ℃时膨胀度较小，在70 ℃~95 ℃膨胀时速度较快。Swinkels等的研究发现，在同样的温度下，山药淀粉的溶解度和膨胀度比木薯淀粉和玉米淀粉高，但比马铃薯淀粉低，其原因是不同的淀粉中无定型和有序排列部分的淀粉链的交互反应的程度不同，这种程度受直链淀粉、支链淀粉的比例，直链淀粉、支链淀粉分子的分子量及分布，支链度和长度以及形态等影响。

（2）透明度：透明度是淀粉糊所表现出的重要外在特征之一，直接关系到淀粉类产品的外观和用途，进而影响到产品的可接受性。据E.A.Melo等的研究，山药淀粉糊的透光率比玉米淀粉高，比木薯淀粉低，透明度随时间的变化而变化，山药淀粉分子相对不易凝沉。

（3）淀粉凝胶：淀粉糊化后大多数能形成具有一定弹性和强度的半透明凝胶，其性质介于固体与液体之间。凝胶的黏弹性、强度等特性对淀粉质食品的加工、成型性能以及食品的口感等都有较大的影响。R.A.Freitas等研究冷藏24 h后的山药淀粉凝胶和木薯淀粉凝胶性质后发现，山药淀粉凝胶的活化能更高，其凝胶强度比木薯淀粉凝胶强度大。Alves等利用挤压法制备山药淀粉并研究了各种条件对山药淀粉凝胶的影响，结果显示，最高（24%）和最低（18%）的湿度下形成的凝胶强度更大，相对于未挤压淀粉挤压制备的淀粉凝胶老化速率要慢些。

（4）淀粉膜：将淀粉糊在光滑平面上涂薄层，干燥，形成薄膜。淀粉膜具有所需用途的某些质量特性，包括膜的强度、柔软性、水溶性、透明性、光泽及重湿性等。山药淀粉中直链淀粉有的高达30%，直链淀粉分子干燥成膜将会回生，不仅本身变得不溶解，还把支链淀粉分子缠在不溶性的网状结构上，且膜的韧性和抗扰折性均较好。Suzana等对山药淀粉膜的制备材料选择、工艺条件及膜的机械性能进行了研究，结果表明，以4.00%的山药淀粉为成膜主体，配以1.30%甘油，厚度为0.11 mm，在20 ℃、相对湿度64%的条件下干燥48 h，即可得到理想的阻隔性膜，具有良好的抗张强度及抗形变能力。

4.山药淀粉的提取方法

淀粉是山药块茎的主要储藏物质,其在山药块茎中所占比例是鉴定山药品质的指标之一。李昌文等以石灰水为浸泡剂,使山药中的黏质物质如黏液蛋白、胆碱、尿囊素等物质分解,降低液体黏度,有利于山药淀粉的提取。用稀碱法从山药中提取淀粉,研究了pH、液固比、浸泡时间、沉降时间对淀粉产率的影响,用正交试验确定了山药淀粉制备的最佳工艺为:pH为8,液固比5,浸泡时间3 h,沉降时间4 h。

谢三都等以怀山药为原料,采用酶—压热法制备山药抗性淀粉RS3。最佳工艺条件为:怀山药淀粉乳pH为5.5,酶用量180 U/g,酶处理时间5 min,压热温度109 ℃,压热时间20 min,老化时间18 h,在该参数条件的山药抗性淀粉RS3得率为20.7%,其消化率为8.22%/h。

提取淀粉的方法不同,会导致山药淀粉中碳水化合物、蛋白质、粗脂肪等的含量不同。工业上如需制备纯度高的山药淀粉可采用Buffer缓冲液浸提法,但得率较低;如需制备大量山药淀粉但纯度要求不高时可使用碱浸—乙醇法,但对乙醇消耗量较大。

(四)山药黏液蛋白类物质

1.山药黏液蛋白的特性

(1)乳化性能。山药黏液蛋白具有良好的乳化性能。Ma等研究了山药黏液(DOM)在不同浓度和pH条件下的乳化性能。在低浓度下,怀山药黏液的乳化能力相对较高;在酸碱环境下,怀山药黏液乳化能力有一定提高,且碱性优于酸性;中性环境中乳化能力最弱,弱碱条件下DOM的乳化能力最强，其粒径大小在0.35～0.55μm；怀山药黏液与阿拉伯胶具有协同增效作用。

（2）流变性质。山药黏液的流变性与温度、含水量、pH、盐离子等因素有关。Yeh等研究了在山药淀粉中加入黏液后流变行为的变化，结果表明，黏液的储能模量随温度的升高而增加，加热导致了网络结构的形成，这与蛋白质的变性过程相似；含水量为90%时，黏液具有较大的储能模量和较小的损耗模量；黏液比淀粉表现出更多的弹性行为，添加黏液降低了储能模量值。黏液的流变性可以制备食品天然凝胶剂或增稠剂。

（3）黏度。Kho等用两种方法提取了山药黏液（YTMⅠ和YTMⅡ），YTMⅠ含蛋白质和碳水化合物，YTMⅡ主要含碳水化合物。YTMⅡ的黏度高于YTMⅠ，含有甘露聚糖蛋白的黏液可能取代人唾液黏蛋白，保护口腔黏膜免受摩擦，保持黏膜湿润来防止口腔干燥，山药黏液与唾液的黏弹性相似，可开发为唾液替代物。黏液也可以考虑制备成膜剂。

（4）糊化。黏液对淀粉糊化特性的影响和黏液浓度有关。Huang等发现，加入黏液提高了山药淀粉的糊化温度，且糊化温度随黏液浓度增加而升高，山药淀粉中直链淀粉含量多，糊化温度高，黏液的网状结构与直链淀粉之间的相互交联可以提高淀粉的糊化温度。

2.山药黏液蛋白的功能特性

山药黏液蛋白的组成和结构比较复杂，是与山药多糖组成蛋白—多糖复合体。是山药中的主要有效成分，是山药化学和药理研究的重点和热点。

任国燕等研究了山药黏液质及其酶解物的免疫活性,发现山药黏液质及其酶解物对脾淋巴细胞增殖转化均有促进作用,特别是复合酶酶解物促进作用最强;山药黏液质及其酶解产物均能促进Th1型细胞因子(IL-2、IL-12和IFN-γ)的mRNA表达和Th2型细胞因子(IL-4、IL-6和IL-10)的mRNA表达,但对Th1型细胞因子(IL-2、IL-12和IFN-γ)mRNA表达作用要高于对Th2型细胞因子(IL-4、IL-6和IL-10)mRNA表达的促进作用。

张洪敏研究了山药黏液蛋白功能。结果表明,在所选浓度范围内,山药黏液蛋白清除羟自由基能力强于维生素C,最高达到43.71%,说明山药黏液蛋白对羟自由基的清除能力很强;山药黏液蛋白清除超氧阴离子自由基能力随着含量增加呈现缓慢上升的趋势,说明山药黏液蛋白具有一定的清除超氧阴离子自由基能力,但弱于维生素C和BHT。

戴榕等研究山药黏蛋白对食道癌细胞的抑制,利用提取的山药黏液蛋白作用于人食道癌细胞EC-109,实验结果表明,在一定的稀释范围内,黏液蛋白浓度越高,对食管癌细胞的抑制作用越明显;在200倍稀释情况下,对EC-109的抑制作用最明显。

(五)山药尿囊素类化合物

山药尿囊素是咪唑类杂环化合物,又名1-脲基间二氮杂戊烷-2,4-二酮,因结构式中含有氮原子,故极性很强。具有抗刺激、麻醉镇痛、消炎抑菌等作用,常用于治疗手足皲裂、鱼鳞病、多种角化皮肤病等。常作为评价山药品质的指标之一。

1. 山药尿囊素的功能特性

Go HK等研究发现尿囊素能升高链佐星诱导的糖尿病大鼠的胰岛素、GSH和SOD浓度，降低糖尿病大鼠的MDA、GLU、TC、LDL含量，对糖尿病大鼠具有较好的治疗作用，提示尿囊素能通过调节机体的抗氧化作用和脂质代谢达到降低血糖的目的。

郑晓珂等研究了尿囊素雌激素样作用。采用小鼠子宫增重实验和人乳腺癌细胞（MCF-7）增殖实验对尿囊素雌激素样活性进行筛选，结果显示，尿囊素可显著性提高未成熟雌性小鼠的子宫指数、血清E2与FSH水平；能够促进MCF-7细胞的增殖，本研究发现尿囊素具有雌激素样活性，且不具有人工合成雌激素的不良反应，但用于临床尚需大量的前瞻性、随机、对照的临床研究。

王胜超等探讨了山药中尿囊素对脂多糖（LPS）诱导脓毒症心肌病大鼠模型的影响，实验表明，给药尿囊素后能够显著升高模型鼠左室射血分数、左室短轴缩短率，降低模型鼠血清CK、LD、cTnI、BNP水平，改善心肌组织病理状态，且给药组大鼠心肌纤维结构较为完整，间质无明显水肿，偶见炎症细胞浸润，较大程度地恢复心肌正常结构。尿囊素可能通过抑制氧化应激途径保护心肌细胞，修复线粒体功能异常，从而改善LPS诱导的脓毒症心肌病大鼠的心功能障碍，表明尿囊素可能是山药改善脓毒症心肌病的药效物质之一。

尿囊素抗菌抗刺激物和麻醉作用的功能。尿囊素能抑制试管内石膏样癣菌、红色癣菌和絮状表皮癣菌，平碟纸片法试验观察发现

10%~60%尿囊素液纸片能抑制金黄色葡萄球菌、大肠杆菌、绿脓杆菌的生长。

尿囊素对皮肤作用的病理观察表明,主要改变为角质层的退行性变、区域性角质膨胀增厚、表皮棘细胞内水肿及出现裂隙、真皮胶原纤维轻度退行性变,说明其有使角层蛋白溶解变性以及增加皮肤水分的作用。

2. 不同产地、不同种类的山药中尿囊素含量的差异

尿囊素是薯蓣植物的次生代谢产物,不同产地、不同种类山药尿囊素含量差异较大。

王东建立了山药中尿囊素含量的HPLC的测定方法,考察各地山药质量的优劣。结果表明,尿囊素在0.05~0.5 μg范围内线性关系良好;尿囊素的平均回收率为101.8%。研究显示,与河北、山西、山东、广西等产地的山药相比,以河南产的怀山药中尿囊素的含量较高,可以从尿囊素的含量来考察山药道地性的一个指标。但由于受环境的影响因素较多,怀山药中尿囊素的含量也有较低的。

黄玉仙等通过HPLC法比较了不同种质资源的山药中尿囊素含量。结果发现,尿囊素含量在2%以上的种质资源来自河北保定山药(2.057%);含量在1%~2%的是山东兖州(1.389%)、山西平遥(1.222%)、江西上饶(1.065%);来自福建的山药尿囊素含量均在1%以下,其中福建长汀和福建瓯山药尿囊素含量较高(分别为0.649%和0.552%)。来自福建省不同县的种质资源的山药之间尿囊素含量也存在较大的差异,这说明尿囊素含量差异不只体现在不同省份的种质山药之间。

吕航等建立用于山药中含尿囊素量测定的HPLC法,考察不同产地山药药材中尿囊素的含量。发现样品中含尿囊素量在1.41～8.69 mg/g。不同产地山药药材的含尿囊素量存在显著差异,湖北黄冈的佛手含山药尿囊素量最高,其次为四川攀枝花山药和陕西华山山药。

廖晓铃等研究了铁棍山药、佛手山药、陈集山药、南阳山药的尿囊素含量,测得各品种山药尿囊素含量分别为0.460%、0.497%、0.937%、1.030%。

(六)山药皂苷类化合物

1. 山药皂苷的抗氧化作用

山药皂苷类成分作为山药中的重要组成部分,包含薯蓣皂苷、原薯蓣皂苷等多种皂苷类化合物,具有广泛的生物学效应。陈虹等研究薯蓣皂苷对亚急性衰老小鼠的抗氧化作用,用D-半乳糖复制亚急性衰老小鼠模型,同时给予薯蓣皂苷,6周后测定血清、肝匀浆和脑匀浆中丙二醛(MDA)的含量及超氧化物歧化酶(SOD)和谷胱甘肽过氧化物酶(GSH-Px)的活性。结果显示,薯蓣皂苷能显著提高衰老小鼠血清、肝脏和脑组织中的SOD、GSH-Px的活性,降低衰老小鼠血清、肝脏和脑组织中的MDA含量。薯蓣皂苷对衰老小鼠的抗氧化作用,可能与提高抗氧化酶活性、清除自由基、减少过氧化脂质生成有关。

平静等研究山药总皂苷体外抗氧化活性,用DPPH自由基、邻苯三酚超氧阴离子反应体系,以维生素C作为参照物,检测山药总皂苷的抗氧化活性。山药总皂苷的抗氧化活性结果表明，当山药总皂苷浓度为 0.5 mg/mL 对超氧阴离子的抑制率为 39.43%，对 DPPH 自由基清除率为 31.6%，山药皂苷具有一定的清除 DPPH 自由基和超氧阴离子的活性。

Li B. 等研究表明薯蓣皂苷能通过抑制 TLR/NF-KBP 通路，激活 c-Jun 氨基末端激酶（JNK）、核因子 KB（NF-KB）和 AP-1 转录激活因子（AP-1），进而减少巨噬细胞产生炎症介质，具有较好的抗炎作用。

2. 山药皂苷的其他功能价值

日本富山大学属下的和汉医学综合研究所副教授东田千寻等人研究发现，研究人员向患有阿尔茨海默病的实验鼠每天注射一次薯蓣皂苷元，连续注射 20 d 后发现，阿尔茨海默病典型的神经轴索异常恢复为接近正常状态，实验鼠的记忆力也得到改善，而且被视为致病原因的淀粉样蛋白也减少了 70%。东田千寻副教授认为可望将薯蓣皂苷元开发出能治疗阿尔茨海默病的药物。

周茜等研究发现，薯蓣皂苷可通过改善氧化应激反应、增强机体生理功能、提高免疫力达到对生殖系统的保护作用。当山药提取物作用于少弱精子症小鼠模型中，发现其能缩短少弱精子症小鼠勃起潜伏期，提高睾丸组织中的 SOD 活性、降低 MDA 含量，并提高精子质量及生殖和免疫器官的脏器系数。

胡长鹰等研究发现，薯蓣皂苷在降低心脑血管疾病发生等方面的效果明显，可有效地减少心肌细胞中的钙超载、调节相关信号通路。薯蓣皂苷中含有双糖链水溶性甾体皂苷，在动物实验中，通过建立大鼠离体心脏缺血再灌注损伤模型，对比心肌单向动作电位和乳酸脱氢酶的变化等指标，发现此成分可以有效地保护和修复大鼠离体缺血再灌注损伤的心脏，防止心血管疾病的发生。

张洪敏研究了山药总皂苷对四氧嘧啶型糖尿病小鼠的降血糖降血脂生物活性。实验结果表明，山药总皂苷具有增强SOD活性的作用，与正常组相比，高血糖模型组SOD活性显著降低，但给予不同剂量山药总皂苷后，各对照组小鼠SOD活性均有不同程度的恢复；山药总皂苷对甘油三酯含量有影响但不明显。山药总皂苷具有降低总胆固醇作用，与正常对照组相比，模型对照组的总胆固醇水平显著升高，但给予阳性药和不同剂量的山药总皂苷后，小鼠总胆固醇水平均有不同水平的降低。与高血糖模型组的总胆固醇值相比，中剂量组、高剂量组均有降低总胆固醇的能力，且高剂量组降低总胆固醇能力最佳。

（七）山药中的黄酮类成分

黄酮类化合物是药用植物的主要活性成分之一，相关药理和临床实验证实，黄酮类化合物具有广泛的药理功能，山药黄酮有明显的抗氧化活性。

1. 山药黄酮类化合物的抗氧化活性

刘青等研究了山药皮中黄酮的抗氧化活性，结果表明，随着山药黄酮类化合物浓度的增加，羟基自由基的清除率呈增加状态，羟基自由基是活性氧中化学性质最活泼的一种，黄酮类化合物具有较强的清除羟基自由基的能力；提取的黄酮类化合物对DPPH的清除作用与羟基自由基相似，随着提取物浓度的增加，DPPH的清除率呈增加状态，黄酮类化合物具有较强的清除DPPH的能力。

黎鹏等对利川山药总黄酮抗氧化进行了分析研究，结果显示，DPPH自由基在山药总黄酮添加量为2 mg时有最好的清除效果，为64.6%。对羟基自由基的最大抑制率是在总黄酮添加量为7.626 mg/mL时，清除率为89.8%。超氧阴离子自由基在山药总黄酮达到5.55 mg时清除率最大，为27.04%。

廖保宁等研究了怀山药黄酮对羟自由基的清除作用。结果发现，怀山药总黄酮提取液对由Fenton体系产生的·OH自由基有一定的清除作用，随着怀山药总黄酮提取液浓度的增加，对·OH自由基的清除能力也增强，说明当黄酮类物质的浓度增加时，其清除率也增大。

2. 山药黄酮类化合物的提取

孙亚琴等用不同双水相提取山药总黄酮，提取2h，以分光光度法测定总黄酮的含量为评价指标。结果表明，60℃用聚乙二醇—磷酸氢二钾双水相提取山药总黄酮的效果相对较好，测得样品中总黄酮为0.7462 mg/mL，提取率为3.731%。

徐东升研究了微波法提取山药黄酮类化合物。结果表明，微波提取山药黄酮最适条件是乙醇浓度60%，提取温度95℃，料液比1∶20 g/mL，提取时间20 min，黄酮提取率达0.428%。各因子对提取效果影响的大小顺序是微波温度>料液比>乙醇浓度，提取时间对黄酮提取率影响不大。

周厚良等优化了山药黄酮的提取，采用热浸提法提取山药中的黄酮，结果表明，优化后的试验条件为体积分数70%的乙醇作为提取剂，料液比1∶20，在50 ℃提取120 min。黎鹏等在对利川山药总黄酮提取研究中，采用乙醇热浸提法提取山药总黄酮。确定最佳试验组合为体积分数40%的乙醇作为提取剂，料液比1∶10，在70 ℃提取150 min。

（八）山药中的矿物元素

山药对矿物元素具有很强的富集能力，使得山药的块茎含有丰富的矿物质。杭悦宇等用离子发射光谱法测定5个品种（薯蓣、褐苞薯蓣、山薯、参薯、日本薯蓣），所有山药中都含有人体必需微量元素铁（Fe）、锌（Zn）、铜（Cu）、钴（Co）、铬（Cr），其中，薯蓣含量较高，山薯其次。薯蓣含磷量均较其他元素高，可能与黏液质有一定的关系。谢彩霞等采用电感耦合等离子体光谱仪对山药和土壤样品进行了微量元素分析，实验证明山药对无机元素的富集能力因产地而异，含量差异明显，而且不同栽培条件也会对山药中矿物元素含量产生影响。

四、山药食用价值的消费引领

现代医学研究表明，山药具有改善消化功能、提高免疫功能、降血糖、调血脂、延缓衰老、抑制肿瘤、抑制突变、保护肝损伤、调节酸碱平衡、抗氧化等作用。除了药用，山药还可作为粮食和蔬菜食用，是药食两用的食品原料。山药的经济价值也较高，单位面积经济产量和蛋白质量均比水稻、小麦等粮食作物高1倍以上，是农民增收的好作物。加强对山药的研究与开发，可为促进传统药食两用资源的现代化发展、保障我国粮食安全、增加农民收入等方面发挥积极作用。

（一）常见的山药制品

山药粉。山药粉适合消化不良、血糖偏高的人群以及老年人食用。彭涛等研究了不同干燥方法对山药粉品质的影响，所得最佳工艺条件为酶解4 h后进行喷雾干燥，该条件下得到的山药粉细腻甘甜，冲调后口感顺滑。

山药酒。钟敬飞等将山药切片、烘干、粉碎、浸提后与白酒原液混合，进行单因素实验测定温度、酒精度和配料比对山药原酒的影响，得出最佳工艺参数为酒精度75%，山药、原酒配比1∶3，浸提温度60 ℃，时间3 h。

山药发酵乳。杨电增等进行感官评定和微生物指标检验，通过正交试验确定山药枸杞酸奶的最佳制作条件为：山药添加量7.64%，枸杞粉添加量0.40%，蔗糖添加量8.56%，发酵剂接种量0.21%，此条件下制得的山药枸杞酸奶稳定性好。

山药脆片。果蔬脆片加工主要采用低温真空油炸、冻干技术、挤压膨化等技术。田广瑞等研究了山药脆片的膨化加工工艺，最佳工艺参数为水分含量10%，切片厚度8 mm，膨化时间45 s，在此条件下所得的山药脆片酥脆可口。

山药果脯。李颖等研究了低糖山药脯加工工艺，采用浓度为0.1%的$CaCl_2$进行硬化处理，之后糖液中加入0.4%的卡拉胶，最后采用20%、35%、46%的糖液进行渗糖法工艺进行研制。

（二）不同加工工艺对山药功能性成分的影响

张锡纯在《医学衷中参西录·山药解》中论述了山药宜生者煮汁饮之。他认为，"生山药色白入肺，味甘归脾，液浓益肾，能滋润血脉，固摄气化，宁嗽定喘，强志育神，性平可以常服"。山药为何生用？张锡纯解释道："生山药含蛋白质多，炒之则枯，服之无效。"山药切成片或丝下锅爆炒，因加热时间短，所含热敏性营养成分丢失得也少。

李海英探讨了水煮、微波及热炒工艺对山药功能性成分的影响，对山药成分变化与未处理的山药作为对照，比较不同加工工艺对山药多糖、总酚及总皂苷的影响。研究发现，水煮方式让总皂苷与多糖损失较多，但提高了总酚含量；微波虽然提高了总酚与多糖含量，但损失了总皂苷，微波工艺对山药功能性成分的损失影响较小。

（三）不同品种山药营养与功能成分的差异

黄梦甜等以3种国家地理标志物山药，即湖北武穴的佛手山药、湖北利川的利川山药和河南焦作的铁棍山药为原料，分别测定和比较了该3种山药的总多糖、总皂苷、黏液蛋白和总多酚等功能成分的含量。由实验结果与分析可知，利川山药无论是活性多糖、薯蓣皂苷、黏液蛋白还是多酚类化合物都是3种山药中最高的，佛手山药和铁棍山药的活性多糖含量相差甚微，而佛手山药的多酚类化合物与铁棍山药相比略高，铁棍山药的薯蓣皂苷和黏液蛋白含量要略高于佛手山药。

舒锐等通过对11个北方地区栽培的山药品种块茎中水分、淀粉、蛋白质和总糖含量进行比较分析，研究不同品种山药块茎中营养成分含量存在差异。结果表明，水分含量较高的山药品种往往淀粉和蛋白质含量较低，而总糖含量较高，大和长芋、米山药和麻山药的水分含量较高，而淀粉和蛋白质含量较低，其中大和长芋和米山药的总糖含量明显高于其他品种。西施种子、鸡皮糙、铁棍山药和大和芋2号这4个山药品种块茎内的淀粉和蛋白质含量较高。

（四）如何做到"对症吃山药"

山药适合肠胃不好的人吃。山药具有止泻的功能，尤其适合长期腹泻的人食用。可以清蒸山药，将山药去皮，然后切段，放入锅中蒸熟，直接食用。

山药适合老人吃。煲山药粥，煮粥时放入山药块或山药片，再加上几颗红枣，这类人群的牙口不太好，消化系统比较弱，山药粥更易被消化。

山药适合糖尿病人吃。山药可降低血糖，糖尿病人可以放心食用。

山药适合孩子吃。山药可以增强孩子的体质，提升孩子抗病的能力。可做蜜汁山药，将山药在水中焯一下，然后浇上熬制好的蜜汁，即可食用。

体虚瘦弱的女性食用山药能滋阴养血、强健体魄。

（五）导致山药褐变的因素以及如何防止褐变

新鲜山药在储藏以及加工的过程中非常容易发生褐变以及腐烂，

直接影响到山药鲜切产品的外观品质以及它的内在风味。引起新鲜的山药发生褐变的主要原因为酶促褐变，反应速度极快。

为防止山药的褐变，可在去皮前对山药进行热处理，可采用蒸汽或热水热烫、远红外或微波加热等方式，主要是对山药表层灭酶，有助于抑制山药在去皮、切分过程中的褐变。谷绒等通过研究鲜切山药护色的主要影响因素（热烫温度、热烫时间、护色剂及浸泡时间），运用单因素试验设计和响应面试验设计确定了护色工艺条件：鲜切山药片在60 ℃条件下热烫6 min后冷却至室温，再浸泡于含有L-抗坏血酸0.06%、D-异抗坏血酸钠0.02%、柠檬酸0.24%的混合护色液中1.5 h。用此方法护色得到的山药色泽润白、质地脆嫩、无异味、较长时间存放不变色。

张莉会等为了延缓鲜切山药的褐变，采用不同酶抑制剂对其进行处理，研究储藏期间山药褐变情况。将鲜切山药用不同浓度谷胱甘肽、半胱氨酸和亚硫酸钠3种酶抑制剂浸泡，储藏期间测定山药理化指标及营养成分。结果表明，3种酶抑制剂可显著降低鲜切山药褐变度、总酚的损失，并在一定程度上降低了多酚氧化酶、过氧化物酶活性。其中0.5 mmol/L谷胱甘肽、0.1 mmol/L半胱氨酸以及0.06%亚硫酸钠处理的鲜切山药效果较好，0.5 mmol/L谷胱甘肽能最大限度地控制鲜切山药褐变，延长其储藏期。

（六）山药中致痒物质的成分以及处理办法

给山药削皮之后就会感到手特别痒，是何原因导致？又该怎样处理呢?

杨雁等研究了山药中的致痒物质及其致痒机制。从新鲜山药中提取尿囊素晶体,活性实验结果表明,尿囊素引起的小鼠抓挠反应次数显著地高于对照组。尿囊素能直接激活背根神经节神经元,诱导钙流入,可以诱导神经元内向电流产生。该研究首次在细胞水平证明尿囊素能够激活神经细胞,诱导痒觉信号传导。简暾昱等在山药致痒活性成分的分离纯化研究中,通过一系列分离纯化方法和技术,明确了一种山药致痒的活性成分,该化合物是极性较大的水溶性化合物。

若在处理山药的过程中不小心引起手痒,可用以下方法:把手洗净,在手上抹醋,这种瘙痒感就会渐渐消失。这是由于发生了酸碱中和;在火上烤一下,反复翻动手掌,让手部受热,也可以缓解瘙痒,但用这种方法时要注意安全,不要烧伤皮肤;把手放在大米里反复地搓,也能缓解瘙痒感;将手放入热水泡5 min,也会变得不痒了。为了避免引起手痒,可以采取以下措施:把山药外皮洗干净后,戴个手套或在手上套个保鲜袋,然后再削皮;在处理山药之前把手在稀释过的醋水中泡一会儿;把山药洗净后,直接放到水里烫煮一下。这样山药皮基本熟了,原有的过敏原被破坏,再接触就不会过敏发痒了。

(七)如何挑选山药

人们在日常挑选山药时,可参考以下几种方法。

掂重量:大小相同的山药,较重的更好。

看须毛:同一品种的山药,须毛越多的越好,口感更面,含山药多糖更多。

看表皮：如果山药的表皮比较新鲜，说明山药质量较好；如果表皮摸起来比较枯，说明山药是不新鲜的。另外，表皮光滑的是脆山药，适合炒着吃；麻点多、须多的山药适合炖汤。

看横切面：山药的横切面肉质应呈雪白色，说明是新鲜的，若呈黄色似铁锈的慎买。如果表面有异常斑点的山药绝对不能买，因为这类山药可能已经感染过病害。还要注意山药断面应带有黏液，外皮无损伤。

此外，山药怕冻、怕热，冬季买山药时，可用手将其握几分钟，如山药出汗就是受过冻了。掰开来看，冻过的山药横断面黏液会化成水，有硬心且肉色发红。

（八）山药不同炮制加工方法

1. 切制

将净制后的药材大小分开，用水浸透到3~4成，捞出，闷透，切厚片，及时干燥。由于山药根茎较粗，所含淀粉较多，润透要几天时间，易发酸、发红、起涎，影响片形和饮片质量，天热时更明显，故采用"熏润法"较好。即将药材大小分开，分别浸制6~12 h至水分浸入内部1/3左右，捞出，放置片刻，置于熏柜内密封，点燃硫黄熏润24 h后药材干湿适度、润透至心即可切片、干燥，阴雨时可继续放于柜中，每24 h熏1次，即可避免发酸、发红、起涎等。应用此法加工的饮片色白，无酸臭味，易成形，美观，不易生虫霉变。

山药中含大量黏液物质,用切药机切制易造成连刀,影响外观质量和成品率,在切片机的刀片处加一水龙头,将水均匀地喷洒在刀片上,即可取得较好的效果。

山药饮片的薄厚也会影响炮制和煎煮的效果。山药含有丰富的淀粉,故切制过薄则炒制时易碎,煎煮时易糊化,煎液难过滤,药汁浓度高,影响其他药材有效成分的煎出,从而影响临床疗效;过厚则影响山药有效成分的煎出。1 mm 厚的山药饮片在80 ℃时开始糊化,100 ℃时焦化、黏器;3 mm 厚的饮片在100 ℃煎煮10 min透心无糊化现象,药浓度正常。切片以3~4 mm为宜。

2. 炮制方法

(1)清炒制。

炒黄:取净山药片置于锅内,文火炒至微黄略具焦斑,透出固有气味为度,取出晾凉。

炒焦:取净山药片置热锅内,中文炒至表面呈焦黄色,取出晾凉。

炒炭:取净山药片用武火炒至表面焦褐色,断面焦黄色即可。

(2)麸制。将锅中烧热,撒入麦麸,待冒烟时投入净山药片,拌炒至山药片呈黄色略具香气取出,筛去麸皮,晾凉。每100 kg山药用麦麸10 kg。

(3)土制。取过筛的灶心土30 kg置热锅中炒至灵活状态,加入筛选一致的生山药片100 kg均匀翻炒,待山药片由软向硬转化时取出过筛去土,摊开放凉。

将净山药片在水中稍浸后置于竹筛中摊平,用灶心土或黄土细粉分5次均匀覆盖其上，拌匀，使山药片两面均匀挂上土粉，晒干后文火炒至药材表面微黄色发出固有香气为度，取出，摊开晾凉。每100 kg饮片用土粉30 kg。

（4）米制。将米置于热锅内炒至冒烟时投入药材共同拌炒至米呈焦黄色、饮片挂火色为度，取出过筛，放凉。每100 kg山药片用米30 kg。

（5）蜜麸制。由于蜂蜜能增加光泽度，酒可去麦麸霉气，可将麦麸2 kg，生蜂蜜100 g，白酒50 mL拌匀，置锅内中火炒至冒烟时倒入山药片10 kg，不断翻动，炒至发黄为度。此法炮制的山药片色泽鲜艳均匀，气清香。

也可将麸皮用蜂蜜水（3∶1）湿润拌匀，武火炒至红色，山药饮片分档过筛，大小分开后倒入锅内，迅速翻炒至鲜黄色取出放凉，过筛。炮制品色泽美观，无焦斑。每10 kg山药片用麸皮2~3 kg。

（九）山药不同炮制品的质量评价

薯蓣皂苷元：含量由高至低依次为土炒、清炒、麸炒、生品。

水溶性浸出物：各炮制品含量相差不大，生品略高，麸炒品略低。

微量元素：各类炮制品微量元素变化有高有低。由于土粉中含有一定量的微量元素，土炒品除钴（Co）元素外，各微量元素含量均大大升高，麸皮具有吸附作用，导致炮制品中某些微量元素的含量降低。

水溶性游离氨基酸：含量由高至低依次为米炒、清炒、生品、米制、土制、炒黄、炒焦、炒炭。

由于蜂蜜能助山药补脾胃、润肺止咳、缓中，且对补益成分磷脂有保护作用，故用于补脾益气时宜用蜜麸制品、麸制品，米制、土制品此作用较弱，但微量元素、游离氨基酸等营养成分较高，炒焦、炒炭质量最次。

（十）国家地理标志产品——焦作山药

2003年8月7日，原国家质检总局批准对"怀山药"实施原产地域产品保护（批准文号为国家质检总局公告2003年第72号），发布实施《地理保护产品 怀山药》（GB/T 20351—2006）。怀山药的产地为河南省焦作市。《神农本草经》中记载："山药以河南怀庆者良。"焦作古称怀庆府，北依太行，南临黄河，自然条件得天独厚，山药、地黄、菊花、牛膝"四大怀药"驰名中外，怀山药作为"四大怀药"之首，医家评价其"温补""性平"，是药食两用的典范。

"铁棍山药"为怀山药中的珍品，因其色褐间红、质坚粉足、身细体长，外形酷似铁棍而得名，主产区为温县。其品质特点为肉质肥厚，长短不等，温补性平。毛山药呈圆柱形，弯曲而稍扁，表面黄白色或棕黄色，有明显的纵沟，皱纹或平坦，两端不平齐，质坚实而脆，易断，断面白色，颗粒状，粉性强，气无、味淡微酸，嚼之发黏；光山药呈圆柱形，条匀挺直，表面洁白，光滑，两端平齐。

（十一）国家地理标志产品——陈集山药

2008年12月31日，原国家质检总局批准对"陈集山药"实施地理标志产品保护（批准文号为国家质检总局公告2008年第146号），发布实施《地理保护产品　陈集山药》。陈集山药体形修长，圆润、顺直；断面肉质细腻、洁白，富含黏液汁、稠而黏，可扯出屡屡银丝；质地硬实如铁棍，久煮质不散，形不变；口感集"面、甜、香、绵、爽"于一体。在冬季，山药茎叶枯萎后采挖，切去根头，洗净，干燥。

陈集山药分西施种子和鸡皮糙子两大派系。西施种子山药茎块肥大，肌体华润，肉细味甘，面、香、甜俱佳。西施种子山药属无父系，不结豆，靠茎段繁殖，是山药中少有的品种，为陈集镇独有。鸡皮糙子山药因其体表生长着像鸡皮毛囊的粗糙斑点，很像鸡皮而得名；又因其质地坚硬，粉性足，久煮不烂、不散，入口品尝面中带沙、香中带甜，不易折断，两根相击有铿锵之音，而获"铁棍山药"之称。

由菏泽市定陶区天蓝果蔬种植专业合作社、山东省标准化研究院、定陶天中陈集山药专业合作社联合制定的《山东省地方标准：山药冷藏保鲜技术规范》（DB37/T 3739 — 2019）于2019年12月5日由山东省市场监管局发布实施，这一标准填补了全国山药冷藏保鲜标准的一个空白。2018年5月，中国品牌建设促进会评审、评价"陈集山药"品牌价值3.62亿元。2020年7月20日，欧盟理事会将陈集山药列入第二批175个中国地理标志名单。

陈集山药曾7上央视专访，省、市级的专访报道更多，先后获得中国国际农产品交易会、中国绿色食品博览会6次金奖，被农业部列为"名特优新"产品，被山东省授予"知名品牌"。陈集镇作为陈集山药种植的核心区，被农业部授予"全国一村一品示范镇"，天中山药合作社被农业部授予"全国示范社"，天蓝果蔬合作社被山东省农业厅授予"省级示范社"。

五、与山药相关的诗词歌赋、民间谚语与典故

自先秦出现关于山药的记载之后，我国传统诗词歌赋、医典等均出现山药的踪影，用来记录山药的种植、功效等，同时也有许多有关山药的民间谚语和历史典故。

（一）山药相关的诗词歌赋

次韵奉和蔡枢密南京种山药法（节选）

［宋］王安石

区种抛来六七年，春风条蔓想宛延。

难追老圃莓苔径，空对珍盘玳瑁筵。

甜羹之法以菘菜山药芋莱菔杂为之不施醯酱山

［宋］陆游

老住湖边一把茅，时沽村酒具山殽。

年来传得甜羹法，更为吴酸作解嘲。

秋夜读书每以二鼓尽为节（节选）

［宋］陆游

高梧策策传寒意，叠鼓冬冬迫睡期。

秋夜渐长饥作祟，一杯山药进琼糜。

同杨运干黄秀才村西买山药（节选）

[宋]陈与义

潦缩田路宽，委蛇散腰脚。

胜日三枝杖，村西买山药。

南京种山药法

[宋]蔡挺

青青正是中分天，区种何妨试玉延。

即见引须缘夏木，定知如跖荐冬筵。

以山药茶送沈宜之兄

[宋]赵蕃

山药本为林下享，筠篮那得致兵厨。

传担云月并持与，长夜读书应所须。

从道损舅乞移山药（节选）

[宋]韩维

弱岁抱衰病，好读神农经。

杂然众药品，粗识性与形。

和韩五持国乞分道损山药之什（节选）

[宋] 梅尧臣

不种东陵瓜，不利千畦韭。

山药数十本，带土移野叟。

山药

[宋] 张舜民

人无本则忧，物以地为贵。

如何山芋辈，天下称宋卫。

送山药与友人（节选）

[宋] 卓田

阳公得种自蓝田，种在深山不计年。

雅爱茯神为伴侣，更邀枸杞作比联。

从宗伟乞冬笋山药

[宋] 范成大

竹坞拨沙犀顶锐，药畦粘土玉肌丰。

裹芽束缊能分似，政及莱芜甑釜空。

和钱太博见寄觅山药（二首）

[宋]释重显

文柄谁持合自持，忧民风概乍清羸。

禅林草药如为效，愿见皇家急诏诗。

圣君鸿业在扶持，日角龙章固不羸。

摘藻玉堂归未晚，百花开赴御筵时。

依韵和蔡枢密山药

[宋]王珪

凤池春晚绿生烟，曾见高枝蔓正延。

常伴兔丝留我箧，几随竹叶泛君筵。

谁言御水传名久，须信睢园得地偏。

缠护灵根便亲植，一番新叶已森然。

山药

[元]王冕

山药依阑出，分披受夏凉。

叶连黄独瘦，蔓引绿萝长。

结实终堪食，开花近得香。

烹庖入盘馔，不馈大官羊。

尝山药（节选）

[明] 刘崧

谁种山中玉，修圆故自匀。

野人寻得惯，带雨劚来新。

充肠多**薯蓣**，崖蜜亦易求。

——《发秦州》

从容肉作名，**薯蓣**膏成质。

——《采药》

充肠非独多**薯蓣**，宴客兼有锦鲤红。

——《湖州行》

薯蓣蔓菁，杜蘅蘼芜。

——《疏屋诗为曹云西作》

菽粟工疗饥，**薯蓣**行堪煮。

——《和张簿韵》

稻田水多翁不愁，日抱筠筐晒**山药**。

——《次韵旷翁四时村居乐》

愿狎东海鸥，共营西**山药**。

——《金门答苏秀才》

不作酒和**山药**，教儿写道书。

——《寒食夜寄姚侍郎》

铜炉烧柏子，石鼎煮**山药**。

——《十月十四日以病在告独酌》

一笈负**山药**，两瓶携涧泉。

——《赠考功卢郎中》

宗人忽惠西**山药**，四味清新香助茶。

——《宗人惠四药》

谏草封**山药**，朝衣施衲僧。

——《上李补阙》

醉来乞得西**山药**，彷佛云间吹凤笙。

——《次韵赵仲绩久雨夜坐有感二首》

有心去采三**山药**，何似归休一日兵。

——《闻德寿皇帝庆七十》

讵得三**山药**，翻同一国狂。

——《依韵和登州推官张同年之梁山》

深房煮**山药**，干叶焰风铫。

——《答衍师见赠》

秋斋雨成滞，**山药**寒始华。

——《郡斋赠王卿》

僧还相访来，**山药**煮可掘。

——《送文畅师北游》

涧毛春可求，**山药**秋可掘，虽云力探讨，疑义未免阙。

——《采药有感》

> **山药**香多桂，渔歌浊少商。
>
> ——《书楼夏晚》
>
> **山药**植琐细，野性仍所便。
>
> ——《合流河堤上亭子》

（二）与山药相关的民间谚语

八十年的**山药**——块大

老牛吃**山药**——乱疙瘩

灶火坑里烧**山药**——吃里爬（扒）外

石缝里的**山药**——两头受挤

（三）与山药相关的典故

1. 山药与孝道

相传南方的一个乡村里，有一对年轻夫妇非常不孝顺，儿媳妇总盼着体弱的婆婆早点亡故，于是，儿媳妇每天只给婆婆吃一碗稀粥。一段时间后，婆婆便周身无力，卧床不起。这事让乡里的一位林姓的老中医知道了。有一天，林老中医把这对夫妇叫来，送给他们一种药粉，说如果他们把这个药粉和在粥里，给婆婆吃，保管达到他们的"愿望"。这小两口喜上眉梢，马上把这药粉拿回去，每天照着老中医的方法去做，将药粉和在粥里，天天给老人吃。没料想到的是，10天后婆婆就能够下床活动，100天后婆婆身体养得结结实实的，婆婆在村里逢人就夸儿媳妇好。这对夫妇此时方知林老中医的良苦用心，想起以前所作所为，真是羞愧难当。林老中医告诉他们，那个药粉就是山药磨成的粉。经过这番调教，这一对不孝夫妇变成了一对孝顺的夫妻。从此山药的故事成为一段佳话。

2. 山药与战争

在河南焦作，流传着一个关于山药与战争的传说。说古时候焦作一带有一个小国，叫野王国（今沁阳市）。一年冬天，一个大国派军队入侵野王国，野王国的将士因军力不足战败，剩下的几千人马逃进北部深山，大国军队追到山下，几次进攻都未取胜，便封锁了所有进出山的道路。此时下起大雪，大国的军队围而不攻，坐等敌军投降。双方僵持了许久，到了第八个月，大国的指挥官算定敌军已死亡过半，便放松警惕。一天晚上，大国军队正在酣睡，突然，从山中冲出一支兵强马壮的军队，径直杀向大国大营，野国军队大获全胜。野国军队在山中被困将近一年，内无粮草，外无救兵，怎么不但没有饿死，反而兵强马壮呢？原来山中到处长着一种草，这种草夏天开白色或淡绿色的花，地下的根茎呈圆柱状或棒状。士兵们在山中以它充饥，而马就吃树叶和这种草的藤叶。将近一年时间，野国军队在山中休整了濒于溃散的军队，喂壮了疲劳待毙的马匹，于是趁敌不备杀下山去，大获全胜。为了记住这种藤草，将士们给它起了一个名字，叫作"山遇"，意思是绝望时在山中遇到的东西，这个"山遇"就是现在的"山药"。

3. 明代名医缪希雍与山药

明朝有位名医缪希雍，从小体弱多病，但后来体格健壮且长寿。有一次著名医家王肯堂在和缪希雍聊天的时候，没聊多久，王肯堂就看到缪希雍拿出个药丸吃了，隔一会儿，缪希雍又吃了一丸。王肯堂对此十分好奇，就问他吃的是什么东西，缪希雍故作神秘地告诉他这是一个秘方，后来王肯堂在书中透露，他父亲能够长寿，完全是因为这个秘方的功劳。这个秘方到底是什么呢？缪希雍说是资生丸，资生丸由人参、白术、白茯苓、广陈皮、山楂肉、甘草、怀山药、黄连、薏苡仁、白扁豆、白豆蔻仁、藿香叶、莲肉、泽泻、桔梗、芡实、麦芽组成。用时细嚼，可用淡盐汤送下。资生丸的功效有滋阴补气、健脾开胃、消食止泻，可用于脾虚不适胃虚不纳神倦力乏等不适症状。那时，有的妇女怀孕到3个月的时候就流产，中医认为是因为胎气不固，而根源主要是脾气不固，如果脾气足，就能把胎给固摄住。脾气不固怎么办呢？那就应该补脾，就用这个资生丸来安胎。资生丸最初是一个安胎方，但后来缪希雍发现，资生丸不仅能安胎，其固有的补脾、消食导滞等作用也很明显，也就是说，如果我们吃多了，吃资生丸就能把食物给消化代谢出去；如果我们平时吃饭少，吃了资生丸也能开胃。这个方子最奇妙的地方就是有双向调节的作用。

4. 张仲景与山药

相传建安纪年，张仲景家乡遭了灾荒，加之伤寒流行、五谷不收，父亲因病而死，只剩母子二人相依为命，但不幸母亲又患病。这天张仲景在外寻医问药，路上感到疲乏，就坐在路边一棵大树下休息，朦朦胧胧看见一位白发老人向自己招手，睁开眼睛看时，却又不见了。张仲景心甚奇怪，索性站起身子，向老人所在地方走去，只见一株植物，茎细长，蔓延般地附物上升，叶如心形略长，叶腋间有绿色小花，朵朵缀如穗状。张仲景正在出神，忽见刚才的老人站在了眼前，老人问询其家庭情况，张仲景便将遭灾荒、父死母病的情况哭诉了一遍。老人说："不要忧愁，这里有一种植物薯蓣，既可作食物充饥又可治虚劳诸不足，消渴肌瘦。味甘性平，补而不滞，不热不燥，可以挖一些，让你母亲长期服用，病自痊愈。"张仲景俯下身去采挖薯蓣，待抬头望时，老人不见了。张仲景挖了薯蓣，带回家煮食，不仅母亲逐渐痊愈并恢复健康，他自己也身强力壮了。后来，张仲景成为一名伟大的医家，被后世称为"医圣"，他所编写的举世巨著《伤寒杂病论》明确指出："虚劳诸不足，风气百疾，薯蓣丸主之。"其中以薯蓣为主药，调补脾胃、扶正祛邪。又提出了"虚劳腰痛、少腹拘急、小便不利者，八味肾气丸主之"，其中薯蓣也占主要成分。后世的六味地黄丸、麦味地黄丸、知柏地黄丸等，都是在张仲景肾气丸的基础上发展起来的，治疗效果良好。

5. 慈禧太后与"八珍糕"

八珍糕又称"肥儿八珍糕"，为浙江杭嘉湖一带传统特产，已有数百年历史。清代朱彝尊《食宪鸿秘》载："八珍糕：山药、扁豆各一斤，苡仁、莲子、芡实、茯苓、糯米各半斤，白糖一斤。"清代《调鼎集》又载："锅巴十两、山药二两、白茯苓二两、白扁豆二两、芡仁、莲肉（去皮心）二两、麦芽二两、干百合一两，共为细末,洋糖汤和,切片,或印成糕,蒸用。"也有以山楂、茯苓、芡实、麦芽、米仁、怀山药、白扁豆、莲肉8种中药材与白糖、米粉制成,为传统名点。

据传,慈禧太后好食油腻之物,尤其嗜好肥鸭肉等食物,再加上慈禧是一个爱动肝火之人,光绪六年九月的一天,慈禧太后病倒在床,她"郁闷不乐,少食不饮,恶心呕吐,大便稀溏"。太医院的太医们去给慈禧太后会诊,一致认为慈禧太后的病是因为肝气不疏、脾胃虚弱所形成的。太医李德立在诸太医的推荐下,提笔拟方,开出的处方中有山药、茯苓、莲子、芡实、薏苡仁、扁豆、藕粉等8味中药,其加工方法是"共研磨成细面,加白糖二分,酌量兑之成糕",即"八珍糕"。慈禧太后服后不到几天,便感觉良好,食欲大增,大便也开始正常,遂将此糕命名为"八珍糕"。从此以后,慈禧太后不管有病无病,总叫手下人备好八珍糕,以便她随时食用,真是糕不离口。

6.《宋史卷四百五十七·列传第二百一十六·隐逸上》与山药

种放,字明逸,河南洛阳人也。父诩,吏部令史,调补长安主簿。放沉默好学,七岁能属文,不与群儿戏。父尝令举进士,放辞以业未成,不可妄动。每往来嵩、华间,慨然有山林意。未几父卒,数兄皆干进,独放与母俱隐终南豹林谷之东明峰,结草为庐,仅庇风雨。以请习为业,从学者众,得束脩以养母,母亦乐道,薄滋味。放得辟谷术,别为堂于峰顶,尽日望云危坐。每山水暴涨,道路阻隔,粮糗乏绝,止食芋栗。性嗜酒,尝种秫自酿,每曰空山清寂,聊以养和,因号云溪醉侯。幅巾短褐,负琴携壶,溯长溪,坐磐石,采山药以助饮,往往终日。值月夕或至宵分,自豹林抵州郭七十里,徒步与樵人往返。性不喜浮图氏,尝裂佛经以制帷帐。所著《蒙书》十卷及《嗣禹说》《表孟子上下篇》《太一祠录》,人颇称之。多为歌诗,自称"退士",尝作传以述其志。

参考文献

[1] 高长曌, 李方琪, 严婧, 等. 怀山药等4种药食同源中药对免疫抑制小鼠免疫功能影响的对比研究[J]. 中国实验诊断学: 2020, 24（5）: 837-841.

[2] 舒锐, 李晓龙, 聂玉杰, 等. 不同品种山药主要营养成分的比较分析[J]. 种子科技, 2019, 37（13）: 33-34.

[3] 龚凌霄, 池静雯, 王静, 等. 山药中主要功能性成分及其作用机制研究进展[J]. 食品工业科技, 2019, 40（16）: 312-319.

[4] 黄梦甜, 胡安阳, 张正茂, 等. 不同产地山药功能成分的比较[J]. 湖北工程学院学报, 2018, 38（6）: 30-34.

[5] 喻晶, 刘建波, 刘曦, 等. 三种山药的药性成分比较试验初报[J]. 南方农业, 2018, 12（30）: 147-148.

[6] 崔俊波. 《医学衷中参西录》山药文献研究概略[J]. 辽宁中医杂志, 2015, 42（10）: 1961-1962.

[7] 许效群, 刘志芳, 霍乃蕊. 山药多糖的体外抗氧化活性及对正常小鼠的免疫增强作用[J]. 中国粮油学报, 2012, 27（7）: 42-46.

[8] 段伟萍, 李新蕊, 司明东, 等. 山药多糖提取工艺的响应面法优化及其功能活性分析[J]. 食品研究与开发, 2020, 41（7）: 118-123.

[9] 彭啸宇, 石峥, 梁晨, 等. 山药多糖对大鼠脑缺血再灌注损伤的保护作用[J]. 中药药理与临床, 2019, 35（2）: 60-63.

[10] 朱娇娇, 周安婕, 丁怡, 等. 3种天然植物多糖的抗氧化与降血糖活性研究[J]. 粮食与油脂, 2018, 31（8）: 96-100.

［11］叶春苗. 山药多糖分离提取工艺研究［J］. 农业科技与装备，2017（8）：53-55.

［12］石亿心，于莲，翟美芳，等. 纳米山药多糖对4种肿瘤细胞的作用［J］. 中国现代应用药学，2016，33（8）：967-971.

［13］郝丽鑫. 水溶性山药多糖免疫和抗结肠癌活性的初步研究［D］. 哈尔滨：东北农业大学，2016.

［14］李彬. 山药淀粉品质特性的研究与应用［D］. 天津：天津科技大学，2015.

［15］陈运中，陈俊彰. 四种山药的药理活性成分比较研究［J］. 时珍国医国药，2014，25（10）：2389-2391.

［16］徐光翠，高启禹，李延兰，等. 山药多糖组分分析及其对镉致大鼠肝脏损伤作用的研究［J］. 毒理学杂志，2014，28（4）：309-312.

［17］牛春城，覃瑞，郭小华. 山药粘蛋白的快速分离及其抗肿瘤活性的研究［J］. 轻工科技，2014，30（7）：34-35+42.

［18］焦钧. 纳米山药多糖的制备及降血糖、降血脂活性的研究［D］. 佳木斯：佳木斯大学，2014.

［19］张海燕. 山药多糖提取、结构鉴定及对肠道菌群影响的初步研究［D］. 佳木斯：佳木斯大学，2014.

［20］陈运中，廖晓铃，陈莹艳. 佛手山药多糖的分离纯化及组分结构分析［J］. 湖北中医药大学学报，2013，15（4）：33-37.

［21］樊乃境，王冬梅，高悦，等. 山药蛋白肽对免疫能力低下小鼠的免疫调节作用［J］. 食品与发酵工业，2020，46（6）：101-107.

［22］饶铖乐. 怀山药多肽的制备及性质研究［D］. 武汉：湖北工业大学，2013.

[23] 李小强. 山药蛋白酶解多肽液及多肽酒制备工艺研究 [D]. 武汉: 湖北工业大学, 2012.

[24] 陈艳, 姚成. 怀山药中氨基酸含量的测定 [J]. 氨基酸和生物资源, 2004 (2): 47-48.

[25] 黄明霞. 菏泽鸡皮山药中氨基酸含量的测定 [J]. 安徽农业科学, 2008 (20): 8637-8639.

[26] 廖晓铃, 陈运中, 付小雨, 等. 反相HPLC法测定4种不同产地山药中尿囊素含量 [J]. 农业机械, 2013 (11): 81-84.

[27] 闫沛沛, 杨文华, 曹俊岭, 等. 不同产地山药中总多糖及尿囊素的含量分析 [J]. 环球中医药, 2016, 9 (3): 295-298.

[28] 王胜超, 曾梦楠, 郑晓珂, 等. 山药中尿囊素干预脓毒症心肌病 [J]. 中国新药杂志, 2020, 29 (3): 315-322.

[29] 王海波, 蔡宝昌, 李伟东. 山药麸炒前后尿囊素含量的比较 [J]. 南京中医药大学学报, 2004 (3): 165-166.

[30] 张丽芳. 怀山药淀粉及抗性淀粉理化性质的研究 [D]. 福州: 福建农林大学, 2013.

[31] 付小雨. 不同产地山药营养品质和药理活性成分的比较 [D]. 武汉工业学院, 2012.

[32] 唐晓伟, 何红巨, 宋曙辉, 等. 紫山药中花色苷的快速溶剂萃取 [J]. 北方园艺, 2011 (18): 144-147.

[33] 孙设宗, 赵杰, 官守涛, 等. 山药多糖对CCl_4肝损伤小鼠自由基、TNF-α含量的影响 [J]. 山西医科大学学报, 2011, 42 (6): 452-454.

[34] 顾林, 姜军, 孙婧. 山药多糖的分离纯化及其结构鉴定 [J]. 食品科技, 2007 (5): 109-112.

[35] 周滢. 控制山药在复方中功效发挥方向的多因素研究[D]. 成都：成都中医药大学, 2011.

[36] 周燕平. 山药多糖的提取分离与结构初步解析[D]. 无锡：江南大学, 2011.

[37] 于东. 紫山药功能性营养成分及加工技术研究[D]. 杭州：浙江大学, 2011.

[38] 李昌文, 刘延奇, 李延涛. 怀山药淀粉性质研究[J]. 中国粮油学报, 2010, 25（8）：23-26.

[39] 姬泓巍, 郭会芹, 张晶, 等. 山药多糖提取分离工艺的研究[J]. 中国海洋大学学报（自然科学版）, 2010, 40（7）：89-92.

[40] 张卫明, 单承莺, 姜洪芳, 等. 酶解法测定山药多糖含量的研究[J]. 食品科学, 2009, 30（20）：403-405.

[41] 刘晓颖, 谢继锋, 闫睿文, 等. 电感耦合等离子体原子发射光谱法测定山药中人体必需元素含量[J]. 现代农业科技, 2007（21）：8.

[42] 舒思洁, 舒慧, 闵清, 等. 中药多糖抗糖尿病作用的药理研究概况[J]. 咸宁学院学报（医学版）, 2005（2）：148-150.

[43] 乔善义, 王立岩, 赵毅民, 等. 山药多糖的提取分离和结构测定[J]. 中国天然药物, 2003（3）：28-30.

[44] 赵国华, 李志孝, 陈宗道. 山药多糖RDPS-I的结构分析及抗肿瘤活性[J]. 药学学报, 2003（1）：37-41.

[45] 谢彩侠. 不同产地和品种对山药生长与品质的影响[D]. 郑州：河南农业大学, 2002.

[46] 阎汝南, 李飞, 刘舒平, 等. 麸炒法对中药微量元素的影响[J]. 微量元素与健康研究, 1996（3）：28-29.

[47] 张重义, 谢彩侠. 怀山药无机元素的特征分析[J]. 特产研究, 2003 (1): 41-44.

[48] 高莉莉. 中国古代山药栽培历史与利用价值[J]. 农业考古, 2019, 161 (1): 128-135.

[49] 杨雁, 孙羽灵, 刘培, 等. 山药中的致痒物质及致痒机制研究[J]. 生物化学与生物物理进展, 2019 (10): 1012-1019.

[50] 李印, 宋秀胜. 薯蓣皂素对人视网膜色素上皮细胞系ARPE-19增殖、迁移的影响[J]. 湖北民族学院学报·医学版, 2012, 29 (4): 1-3.

[51] 黄俊珺. 自拟养肝明目汤治疗视网膜色素变性的临床观察[J]. 辽宁中医杂志, 2012, 39 (12): 2438-2439.

[52] ZHANG Limei, CHENG Yongqiang, SONG Shuhui. Effect of purpley am polysaccharide on the liver and brain of D-galactose induced aging rats [J]. Food Science, 2017, 38 (13): 196-200.

[53] Son IS, Kim JH, Sohn HY, et al. Antioxidative and hypolipidemic effects of diosgenin, a steroidal saponin of yam (dioscorea spp.) on high cholesterol fed rats. Biosci Biotechnol Biochem, 2007, 71 (12): 3063-3071.

[54] Sautour M, Mitaine-Offer AC, Miyamoto T. Antifungal steroid saponins from Dioscorea cayenensis[J]. Planta Med, 2004, 70 (1): 90-92.